자외선이 당신을 늙게 한다

자외선이 당신을 늙게 한다

– 피부 노화의 숨겨진 비밀 편

초판 1쇄 인쇄일 2021년 2월   8일
초판 1쇄 발행일 2021년 2월 15일

지은이 안건영·안성구
펴낸이 양옥매

펴낸곳 도서출판 책과나무
출판등록 제2012-000376
주소 서울특별시 마포구 방울내로 79 이노빌딩 302호
대표전화 02.372.1537 **팩스** 02.372.1538
이메일 booknamu2007@naver.com
홈페이지 www.booknamu.com
ISBN 979-11-5776-994-0(13510)

자외선이
당신을 늙게 한다

피부과 전문의 **안건영·안성구** 지음

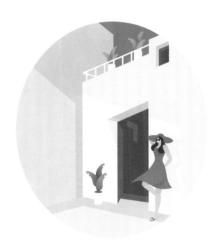

책과나무

　현대인의 수명이 증가하면서 피부 노화에 대한 관심이 그 어느 때보다 높아지고 있다. 젊은 외모와 젊은 정신의 상관관계는 매우 높다. 물론 외모보다 정신이 더 중요하겠지만, 외모가 정신에 미치는 영향 역시 무시할 수 없다. 실제로 나는 30년간 임상에서 환자들을 진료하면서 외모가 젊어지면 마음도 덩달아 젊어지는 사례를 수없이 많이 보아 왔다. 이러한 현상이 우리가 피부 노화에 신경 써야 할 이유를 설명해 주는 것이 아닐까.

　피부는 인체의 가장 바깥에 위치하면서 인체를 보호하는 역할을 할 뿐 아니라, 외모를 결정짓는 가장 중요한 요소이기도 하다. 만약 우리가 피부 노화의 원인을 알고 예방할 수 있다면, 그렇지 않은 이들보다 더 큰 자신감으로 활기찬 인생을 영위할 수 있는 여건을 갖추게 되는 셈이다. 심장이나 뇌와 같은 내부 장기는 나이가 들면서 노화가 진행되지만, 피부는 그렇지 않다. 피부 노화는 단지 나이가 들면서 진행되는 게 아니다. 자외선, 흡연, 대기 환경, 생활 습관 등 다양한 요인들이 피부 노화에 영향을 미친다. 즉, 노화는 내적 요인과 외적 요인이 모두 영향을 미친다는 것이다.

　이는 부모로부터 물려받은 유전자가 100% 동일한 일란성 쌍둥이를 대상으로 한 연구들에서 이미 입증된 사실들이다. 성인이 된 후에 그들이 어떤 환경에서 어떤 생활 습관으로 지냈는지에 따라서 피부 노화의 정도가 확연한 차이를 보였기 때문이다.

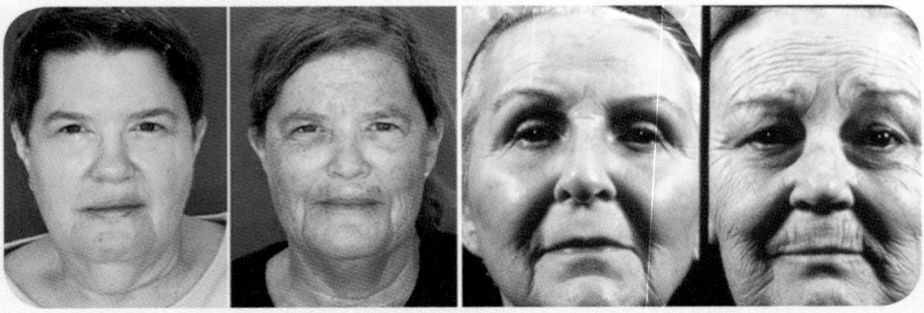

출처 : "Factors contributing to the facial aging of identical twins" by B Guyuron, DJ Rowe et al., 2009, Plast Reconstr Surg, 123(4), p. 1322. Copyright (2009) Wolters Kluwer Health, Inc

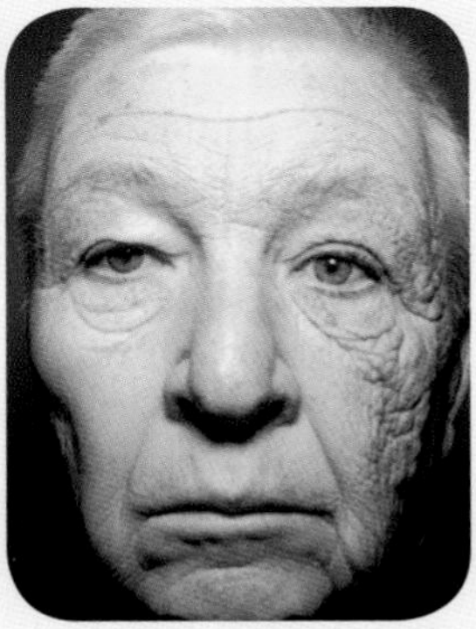

출처 : 2012 New England Journal of Medicine

심지어는 한 사람의 얼굴에서도 차이가 났다. 25년 동안 트럭 운전을 한 미국 노인의 얼굴 사진을 보라. 자외선을 많이 쬔 왼쪽 얼굴의 주름이 그렇지 않은 오른쪽 얼굴보다 훨씬 많지 않은가!

이 책은 사람들이 자외선과 피부에 대해 이해하고 몸과 마음이 젊어지길 바라는 마음으로 집필하였다. 그리고 독자들이 알기 쉬우면서도 과학적이고 구체적인 자료도 함께 뒷받침되어야 한다고 생각했다. 이를 위해서는 일반인의 관점에서 이해할 수 있는 쉬운 표현을 사용하면서도 동시에 전문가들에게도 참고가 될 수 있는 구체적인 자료들을 제공해야 했다. 그래서 첫 장에서는 자외선과 피부에 대해 개괄적이고 최대한 이해하기 쉬운 내용으로 풀어 나갔고, 이후에는 자외선에 대해 더 깊이 알고 싶은 독자들을 위해 좀 더 전문적인 자료들을 제공하였다.

피부 노화에 영향을 미치는 요인들을 상세히 알고 올바른 대처를 할 수 있다면 피부 노화는 충분히 늦추거나 예방할 수 있다. 이 책을 읽고 난 후부터 바로 실천해 보라. 피부가 젊어지면서 자신감이 생길 뿐 아니라 마음까지도 덩달아 젊어지는 것을 느끼게 될 것이다. 아무쪼록 독자들이 이 책을 통해서 자외선이 피부에 미치는 영향을 이해함으로써 젊고 건강한 몸과 마음을 유지하는 데 도움이 되기를 바란다.

2021년

안건영 · 안성구

SECRET D

자외선 차단제,
제대로 알고 쓰자

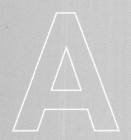

SECRET

A

자외선은 피부에
어떤 영향을 끼칠까

자외선의 증가는 일광화상, 백내장, 노화, 피부암,
면역체계 파괴에 의한 저항력 약화 등 수많은 문제를 유발한다.
날이 갈수록 자외선이 이슈가 되는 이유 역시 여기에 있다.

자외선부터 이해하자

　'눈에 보이는 것이 전부가 아니다'라는 말은 빛의 세계에서도 마찬가지다. 흥미롭게도 우리가 볼 수 없는 빛들은 대부분 강력한 힘을 지니고 있다. 전자레인지의 경우 불을 피우는 것도 아니고 열을 전달하지도 않지만 전자기파로 눈 깜짝할 새에 음식을 데운다. 고속도로 휴게소에 설치되어 있는 컵 소독기도 원리를 알고 보면 무시무시하다. 인공적으로 만들어진 자외선이 미생물의 DNA를 파괴하여 살균 작용을 한다.

　우리 눈에 보이는 가시광선은 태양광선의 일부에 불과하다. 태양 빛은 엄청난 양의 전자기파를 통해 우리에게 오는데, 파장의 길이에 따라 가시광선, 적외선, 자외선 등으로 나뉜다. 무지개가 뜨면 빨·주·노·초·파·남·보 색색의 향연이 펼쳐지는데, 이는 가시광선이 산란한 것이다. 가시광선 빨간색 너머의 적외선과 보라색 너머의 광선인 자외선은 인간의 눈에는 보이지 않는다.

가시광선, 적외선, 자외선 이해의 정리

정리하자면 보라색 바깥에 있는 파장 중에 200-400nm를 자외선 (Ultraviolet Ray, UV)이라고 부르고, 이는 다시 가시광선에 가까운 쪽부터 UVA, UVB, UBC로 나뉜다. 자외선 중 UVA가 가장 긴 파장이고 UVC 는 가장 짧은 파장에 속한다.

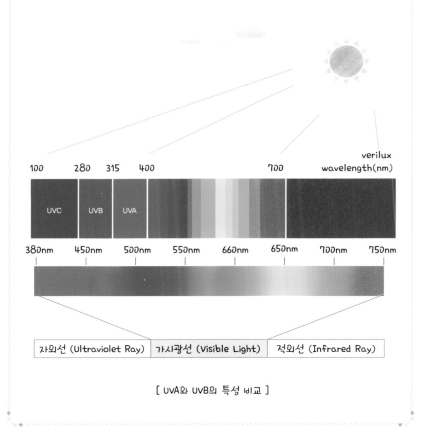

[UVA와 UVB의 특성 비교]

자외선과 피부의 관계

　비 오는 날이나 흐린 겨울에도 자외선 차단제를 바르는 사람이 있다. 이를 두고 '오버한다'고 생각할 수도 있지만, 피부과 의사가 보기엔 자외선의 특성을 그 누구보다 잘 이해하고 있는 사람이다. 자외선은 파장에 따라 피부를 공격하는 양상이 달라지는데, 자외선은 파장의 길이에 따라 UVA(320~400㎚), UVB(320~280㎚), UBC(200~280㎚)로 나뉜다.

　파장이 가장 긴 UVA는 에너지가 강하지 않아서 일광화상을 입히지는 않지만 피부 깊은 곳 진피층까지 침투한다. 이 때문에 UVA에 오랜 시간 노출되면 진피의 주성분이자 피부의 탄력을 담당하는 단백질인 '콜라겐(collagen)'이 변성되어 광노화(photoaging)가 빨리 진행된다. UVA보다 파장이 짧은 UVB는 진피까지는 침투하지 못하고 표피층까지만 침투하지만 강한 에너지를 전달하기 때문에 일광화상을 일으킨다. 바닷가에서 우리가 흔히 보는 일광화상의 주범은 UVB인 것이다. (일광화상에서 보이는 물집은 표피층이 죽어서 만들어진 것이다.)

그런데 자외선 차단제 광고를 보면 UVA, UVB에 대해서는 얘기하지만, UVC에 대한 언급은 없다. UVC는 괜찮은 걸까? UVC는 파장이 가장 짧기에 제일 강하고 발암력도 강하지만, 대부분 성층권의 오존층에서 흡수되기 때문에 지표면에 도달하지 못한다. 그나마 다행이랄까.

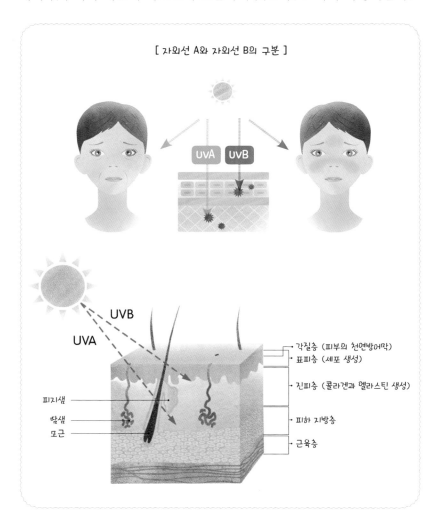

[자외선 A와 자외선 B의 구분]

[자외선 A와 자외선 B 비교]

구분	자외선 A	자외선 B
붉은 반점 발생	약	강
붉은 반점 발현 시기	4~6시간	2~6시간
즉시 색소침착	강	약
색소 생성	중간	강
홍반	미약	강
기전	활성산소를 형성하여 DNA 손상시킴	Pyrimidine dimer* 를 형성하여 DNA를 손상시킴
피부에 끼치는 영향	색소침착, 피부노화, 일광 알레르기, 광노화 유발	일광화상, 피부암 유발
특징	직접적으로 피부 그을림 진피 아래층까지 침투	간접적으로 피부 그을림 표피 기저층~진피 상층부까지 침투

* Pyrimidine dimer : DNA에 자외선을 조사하여 형성된 복합체.

블루 라이트도 자외선인가?

블루 라이트는 400~500nm의 파장을 말한다. 따라서 자외선이 아니라 가시광선 영역이다. 요즘 출시되는 화장품이나 스마트폰을 보면 '블루 라이트 차단기능'이 있다. 도대체 블루 라이트가 무엇이길래 이렇게까지 하는 걸까? 블루 라이트는 심리적 안정감을 주고 사물을 선명하게 볼 수 있도록 도움을 준다. 하지만 동양인은 Opsin-3 유전자로 인해 블루 라이트를 맞으면 멜라닌 세포에서 색소를 더 많이 만들어 낸다. 기미나 잡티가 있다면 블루 라이트로 인해 악화될 수 있어 더욱 주의해야 한다. 또한 스마트폰과 모니터 등의 전자기기도 블루 라이트를 내뿜는데 여기에 지나치게 노출되면 눈 건강이 나빠질 우려가 있다. 낮에는 눈이 적절하게 블루 라이트를 조절하지만, 홍채가 커져 있는 밤에는 갑자기 스마트폰을 보거나 장기간 사용하면 시세포가 손상되어 황반변성으로 이어질 수 있다는 점을 기억해야 한다.

오존층의 파괴

1987년에 프레온가스(CFC)의 사용이 중지되었다. 당시 냉장고의 냉매는 물론 소독약으로도 광범위하게 사용했던 이 프레온가스가 남극 오존층에 구멍을 내는 주범이란 연구결과가 있었기 때문. 오존층은 지상으로부터 약 13~50km 정도의 성층권에서 자외선을 차단해 지구의 생명체를 보호하는 역할을 담당한다. 특히 인체에 가장 유해한 'UVC'는 이곳에서 거의 다 차단된다. 1970년대부터 과학자들은 오존층의 파괴에 따른 오존의 감소를 확인했고 2015년 NASA에서는 남반구에 커다란 오존층의 파괴를 보고했다. 오존층에 뚫린 구멍으로 자외선이 더 많이 지표에 도달하는 것이다. 이런 자외선의 증가는 일광화상, 백내장, 피부 노화, 피부암의 유발, 면역체계 파괴에 의한 저항력 약화 등 수많은 문제를 유발한다. 날이 갈수록 자외선이 이슈가 되는 이유 역시 여기에 있다.

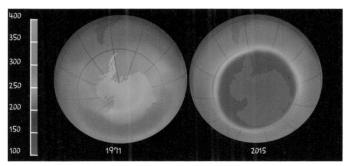

[오존층의 파괴(출처 : NASA)]

03

자외선이 초래하는
다양한 피부 반응들

1) 홍반반응 : 햇볕을 쬐고 나면 피부가 빨개져요

자외선을 많이 쬐면 피부가 붉게 변한다. 자외선으로 염증이 생겨 진피 안의 혈관이 확장되고 혈류량이 늘어나서 생기는 현상인데, 이를 '홍반 반응'이라 한다. 자외선이 피부를 빨갛게 만드는 기전(메커니즘)은 기본적으로 염증반응의 일종이다. 자외선이 피부에 들어오면 표피층과 진피층 위쪽을 주로 공격하게 돼서 혈관의 흐름이 올라가게 되고, 염증을 유발하는 각종 사이토카인들(cytokines)이 피부 내에 유출된다. 염증성 사이토카인(inflammatory cytokine)은 피부 내의 혈류량을 늘어나게 하는데, 이것이 바깥으로 표현되는 게 홍반 반응이다.

그러면 자외선을 얼마나 쬐면 위험한 걸까? 홍반은 자외선을 받은 양, 즉 조사량에 따라 차이를 보인다. 이를 확인하기 위해 피부에 경계가 뚜렷한 홍반이 생길 때까지 자외선을 쬐어 그 양을 측정했는데 이를

'최소홍반량(Minimum Erythema Dose, MED)'이라고 한다. 자외선을 오래 쬔다고 해서 홍반이 생기는 건 아니다. 자외선의 파장, 광량, 피부, 시간과 장소에 따라 달라진다. 홍반이 생겼다가 금방 사라지면 '즉시홍반'이라 하고, 자외선을 쬔 지 30분~4시간 후 생기면 '지연홍반'이라 하며 1~2일간 지속되는 것이 특징이다.

	자외선 A	자외선 B	자외선 C
홍반 발생 능력	약	강	강
발현 시기	4~6시간	2~6시간	0.5~1.5시간
최고 반응	10~12시간	24~36시간	6~8시간
반응 기간	36~48시간	72~120시간	12~36시간
즉시 색소침착	강	약	무
색소 생성 능력	중	강	약
일광화상	미약	강	강

[자외선에 따른 영향 비교]

2) 일광화상 : 갑자기 피부가 따갑고 벌겋게 부풀었어요

일광화상의 정도는 UVB의 노출량에 비례한다. 바닷가에 다녀온 후 피부가 벌겋게 달아오르고 물집이 잡히는 것은 주로 UVB에 갑자기 노출되었기 때문이다. 문제는 이 증상이 4~6시간의 잠복기를 거쳐 12~24시간에 최고에 도달하기 때문에 햇볕을 쬘 당시엔 별 징후가 없다가 다음 날 통증이 시작된다는 점이다. 심하면 오한, 발열, 오심 등의 전신 증상까지 나타난다. 그렇다면 일광화상은 단순히 장시간의 야외 활동으로 발생할까? 그렇지 않다. 시간이 중요한 것이 아니라 자외선, 특히 UVB가 포함된 강한 햇볕에 얼마나 오래 있었는지가 중요하다.

바닷가로 출발 30분 전 자외선 차단제를 발라라!

UVB는 강한 에너지를 가지고 있어서 표피층을 파괴하기 때문에 심할 경우 물집을 만든다. 보통 햇볕엔 UVA가 90% 이상을 차지하고, 나머지 10% 정도가 UVB다. UVB는 파장이 짧아 흐린 날에는 그 양이 대폭 줄어들고 유리창도 투과하지 못한다. UVA의 홍반 형성 능력은 UVB의 1,000분의 1에 불과하다. 그럼 UVB로 인한 일광화상은 언제 입는 걸까? 바로 맑고 화창한 여름날이다. 해변에 간다고 들떠서 준비 없이 수영복만 입고 나갔다간 낭패당하기 십상이다. 바닷가에 나가기 전에는 반드시 자외선 차단제를 충분히, 꼼꼼히 발라야 한다. 특히 외출하기 30분 전에 자외선 차단제를 먼저 바르고 외출 후에는 1~2시간마다 덧바르도록 하자.

세 살에 노출된 자외선, 여든까지 간다!

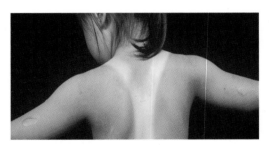

[야외 활동으로 그을린 아동의 피부]

평생 사람이 받는 자외선의 총량 중 80%가 18세 이전에 받는다는 보고가 있다. 피부가 연약한 소아, 청소년기가 그만큼 위험하고 중요한 시기라는 뜻이다. 이 시기에 받은 자외선의 영향은 평생의 피부를 좌우한다. 야외에서 뛰어노는 것을 좋아하는 시절이라 자외선 차단제, 긴소매 옷, 모자 등을 챙겨 준비하자.

3) 피부 노화 : 노화의 주범은 바로 자외선?

몽골의 고비사막에 의료 봉사를 나갔을 때의 이야기다. 환자 차트엔 30세 여성으로 되어 있어 당연히 젊은 여성일 것으로 생각했다. 그런데 문을 열고 아기를 업고 들어온 여성은 주름이 가득하고 기미가 까맣게 서린 할머니가 아닌가. 순간 나는 환자가 바뀌었다고 생각했지만 재차 확인하니 눈앞의 '할머니'가 바로 차트의 30대 여성이었다. 사막의 건조하고 뜨거운 바람과 고지대의 강

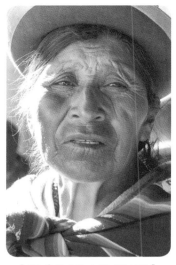

[광노화로 주름이 깊어진 피부]

렬한 자외선이 30세 여성의 피부를 60세 이상의 피부로 만든 것이다. 이처럼 자외선에 의한 광노화는 생각보다 훨씬 심각하다는 것을 잊지 말자.

자외선이 피부 노화를 일으킨다는 사실은 수없이 많은 연구 논문에서 입증되고 있다. 특히 피부의 탄력을 유지해 주는 콜라겐을 느슨하거나 끊어지게 만드는 콜라겐 변성의 주범도 바로 자외선이다. 자외선이 피부에 침투하면 피부세포에서는 ROS(Reactive Oxygen Species, 활성산소종)를 만들어 낸다. ROS는 피부의 탄력을 담당하는 콜라겐(collagen)과 엘라스틴(elastin)에 다양한 방면으로 부정적인 영향(분해 및 신규생성 억제)을 미친다. 구체적으로는 TGF-b의 생성을 억제하여 콜라겐 합성을 저해하는 한편, MMP(Matrix Metalloproteinase, 콜라겐 분해효소)를 활성화시킴으로써 기존의 콜라겐을 분해하여 탄력을 더욱 저하시킨다. 더불어 여러 가지 염증성

사이토카인을 생성하게 함으로써 염증반응을 유발한다. 흡연 역시 콜라겐 변성을 일으킨다.

그런데 피부 노화는 단번에 이루어지지 않고 오랜 시간 자외선에 노출되면서 가속도가 붙는다. 평소 자외선 차단을 신경 쓰지 않으면 30대 이후에 어느덧 남들보다 더 늙은 얼굴을 하고 있게 될 확률이 매우 높다. 10년, 20년 후에도 빛나는 피부를 유지하고 싶은가? 그렇다면 매일 아침 자외선 차단제를 바르는 수고를 마다하지 말자.

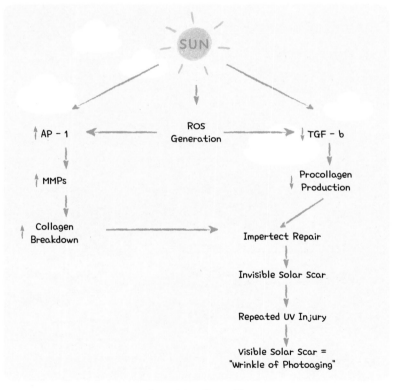

[광노화의 진행 과정]

4) 눈가 주름 : 자외선, 눈가 주름까지 만들어 낸다

나이 오십 줄에 들어 오래전 헤어졌던 초등학교 동창을 만나면 한눈에 못 알아보는 경우가 많다. 그럴 땐 눈동자를 보고 옛 친구의 얼굴을 소환하고 눈가 주름을 보며 세월을 실감한다고 한다. 어느 날 문득 잔뜩 늘어진 눈가의 주름에 놀라는 사람이 많다. 눈가 주름을 없애기 위해 시술을 알아보는 등 고민은 깊어져만 간다. 눈 주위는 피부와 피하지방이 얇아 주름이 쉽게 생긴다. 원인은 역시 자외선이다. 자외선은 각막을 상하게 하고 눈가 주름은 물론 다크서클까지 만들어 낸다. 선글라스가 있지만 눈가의 주름까진 어쩌지 못한다. 물론 자외선 차단제로 예방할 수 있다. 하지만 워낙 예민한 부위라 자극이 적은 자외선 차단제를 사용하는 것이 좋다. 자외선이 강한 날엔 눈 화장을 짙게 하는 것도 눈에 피로감을 줄 수 있기에 피해야 한다.

자외선은 피하지방도 줄어들게 한다

서울대학교 피부과학교실의 최근 연구에 의하면, 자외선은 피부를 노화시키기도 하지만 피하지방도 더 빨리 분해하고 생성 속도도 늦춘다고 한다. 즉, 자외선으로 피하지방량이 줄어들어 결국 피부가 더 쭈글쭈글해지는 것이다.

5) 기미, 잡티, 색소침착 : 멜라닌 생성을 자극하는 자외선

모든 여성이 꿈꾸는 '아름다운 피부'란 메이크업을 하지 않아도 결점 없이 투명하게 빛나는 피부가 아닐까? 얼굴형이 아름답더라도 기미와 잡티가 많으면 감출 것이 많은 피부처럼 보인다. 멜라닌 색소의 생성을 자극하는 것이 바로 자외선이다. 자외선에 자주 노출되거나 짧은 시간이라도 강한 자외선에 노출되면 멜라닌 세포가 과도하게 활성화된다. 피부의 탄력과 형태를 유지해 주는 것이 바로 진피의 콜라겐인데, 콜라겐을 만들어 내는 세포가 '섬유아세포'다. 섬유아세포는 문자 그대로 생명섬유를 만들어 내는 일종의 싹인데, 자외선은 이 섬유아세포까지 공격한다. 최신 연구에 의하면 섬유아세포의 광노화, 즉 자외선에 의한 손상이 기미나 흑자(solar lentigo)의 발생 원인 중 하나로 밝혀졌다. 자외선은 멜라닌세포를 자극하여 색소의 생산을 증가시킬 뿐 아니라 섬유아세포의 광노화도 유발시켜 기미나 잡티가 만들어지게 하는 것이다. 한번 기미나 잡티가 얼굴에 생기면 저절로 없어지는 경우는 거의 없다. 하지만 더는 생기지 않도록 관리할 순 있다. 햇볕 강한 여름 말고도 매일매일 자외선 차단제를 꼼꼼히 바르자!

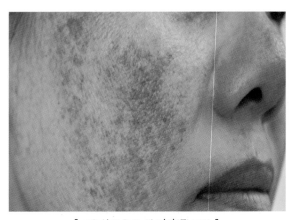

[자외선에 의해 색소침착된 피부]

	즉시 색소침착	지연 색소침착	
발생	주로 자외선 A에 의해 나타나지만 가시광선, 자외선 B도 관여함	자외선 A, B, C와 가시광선이 관여	
	수분	3~4일	
회복	24시간 이내	수주	
광보호	변화 없음	증가	
피부 변화	옅은 피부색은 무변화, 짙은 피부색은 미약함. 지연 색소침착에 비해 회색빛을 나타냄	대부분의 피부색에서 뚜렷하게 나타남	

광노화 피부의 특징 5

1. 주름이 또래보다 깊고 많다.
2. 얼굴, 목, 팔, 다리 등 노출된 피부에 실핏줄이 많이 늘어나 있다.
3. 검버섯, 기미, 흑자 등의 색소가 많다.
4. 피부 표면이 가죽처럼 거칠고 두껍고 번들거린다.
5. 피부색이 균일하지 않다.

6) 피부암 : 피부암 발병 원인의 90%는 바로 자외선

세계보건기구(WHO)는 자외선을 1급 발암물질로 규정한다. 피부 세포의 DNA에 손상을 일으키기 때문이다. 피부에는 손상된 DNA를 복구하는 효소가 정상적으로 존재하는데, 강한 자외선에 오래 노출되면 이 효소가 감당할 수 없어 DNA가 손상된다. 손상된 DNA가 누적되면 훗날 '암 억제 유전자(P53)'의 변이를 유발하여 암을 발생시키거나 촉진한다. 피부암의 대표적인 종류로는 가장 치명적인 흑색종(melanoma), 편평

세포암(squamous cell carcinoma), 기저세포암(basal cell carcinoma)의 세 가지가 있다. 이 중 흑색종을 제외하고는 대부분 노령층에서 발병하는데, 자외선 손상이 오랜 세월 동안 누적되기 때문이다. 인간의 수명이 늘어나면서 피부암의 발병률이 증가하는 것은 당연한 현상이지만 최근엔 노년층의 피부암 발병률은 물론 젊은 층에서도 많이 늘어 가고 있다. 피부암의 90% 정도가 자외선에 의한 것으로 보고되고 있다.

[자외선에 의한 유전자 변이]

mutacion

[세계보건기구(WHO)의 발암물질 분류]

	즉시 색소침착
1군 발암물질	술, 담배, 햇빛(자외선), 벤젠, 매연, 톱밥의 분진, 석연, 니트로사민(젓갈), 전리방사선 등 111종
2군(A) 발암추정물질	간디스토마, 아크릴아마이드 등 65종
2군(B) 발암기능물질	DDT(shddir), 니켈, 캐러멜색소, 납 등 274종
3군 발암성미분류 물질	멜라민, 카페인 등 504종

자료 : 국제암연구소(IARC)

야외 스포츠와 피부암

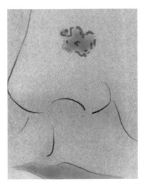

[기저세포암]

자외선에 노출이 잦은 야외 스포츠 선수는 피부암 발병 가능성이 높다. 특히 운동 중 흘리는 땀은 피부암 발병 위험을 2배 이상 높인다. 피부의 발한은 적은 양의 자외선으로도 홍반을 일으킨다. 올림픽 마라톤에서 동메달을 딴 미국의 디나 카스토는 오랜 훈련의 결과 피부암에 걸렸는데, 그는 피부암에서 회복된 후 선수와 대중에게 다음과 같이 호소했다.

"건강한 피부를 유지하기 위해서 자외선 차단제를 바르거나 햇볕을 차단하는 의류나 모자를 착용해야 한다. 햇볕이 강할 때에는 노출을 최소화하고 항산화 물질이 포함된 음식을 섭취해야 한다. 또한 피부과의 정기 검진도 중요하다."

동양인의 피부암 발생률은?

동양인 피부암에 대한 연구는 서양에 비해선 미약한 편이다. 서양에 비해 피부암 발생 빈도가 적기 때문이다. 대학병원의 피부과에서 환자를 대상으로 조사한 결과에 따르면, 피부과 초진환자의 0.1~1%가 피부암이었다. 한국인의 피부악성종양은 기저세포암이 30~40%, 편평세포암이 27%, 악성흑색종이 16%를 차지한다. 유명한 할리우드 스타인 휴 잭맨은 그의 코에 생긴 피부암(기저세포암)을 조기 발견했음에도 6번의 수술을 한 끝에 본래의 외모를 되찾을 수 있었다.

7) 햇볕 알레르기 : 햇볕을 쬐기만 해도 피부가 부풀어 올라요

자외선은 햇볕 알레르기의 원인이기도 하다. 여름철 불볕더위에도 소매가 긴 옷과 목수건 등으로 몸을 꽁꽁 싸매고 다니는 이들이 있다. 햇볕을 쬐면 피부가 부어오르고 가려워 나중엔 돌기가 이지러지기까지 한다. 물론 모든 이들이 이 알레르기를 앓진 않는다. 면역적으로 특수한 파장에 대한 알레르기를 지닌 사람에게서만 생기는 질환이다. 하지만 이 역시 자외선이 주범이라는 사실.

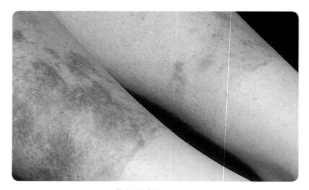

[햇볕 알레르기]

04

자외선은 우리에게 해롭기만 할까

1) 비타민 D를 만들어 주는 자외선

자외선이 미운 짓만 골라 하는 건 아니다. 자외선은 비타민 D의 합성에도 관여한다. 임산부나 노인은 병원에서 주기적으로 비타민 D를 처방받기도 한다. 비타민 D는 뼈를 강하게 해 주고 면역력도 끌어올리기 때문이다. 그뿐만 아니라 비타민 D는 인간에게 행복감과 안정감을 주는 세로토닌 분비를 촉진해 우울증 치료에도 도움을 준다. 비타민 D는 달걀노른자, 생선, 간 등을 먹음으로써 섭취할 수도 있지만 대부분은 햇볕을 통해 생성된다. 식물에서 추출되는 것이 비타민 D2고, 어류나 동물의 간에서 추출하는 것이 비타민 D3다. 식물엔 비타민 D2가, 사람에겐 비타민 D3가 필요하다. UVB는 콜레스테롤에서 생성되는 물질과 만나 비타민 D3로 전환된다. 이렇게 생성되는 비타민 D를 콜레칼시페롤(cholecalciferol)이라 하는데, 칼슘을 알맞게 골수로 운반해 뼈대가 온전하게 생육하고 형태를 유지할 수 있도록 해 준다. 그래서 비타민 D의 결핍은 뼈가 변형되거나 자라지 못하게 만드는 구루병과 현기증을 유발한다. 그렇다고 비타민 D를 무조건 많이 섭취한다고 좋은 건 아니다. 과다 섭취하면 간에 축적되어 고칼슘혈증, 식욕 부진 등의 여러 부작용을 초래할 수 있기 때문이다. 최근엔 비타민 D가 면역 기능 향상, 항암 효과 등 호르몬과 비슷한 역할까지 하는 것으로 밝혀져 주목받고 있다.

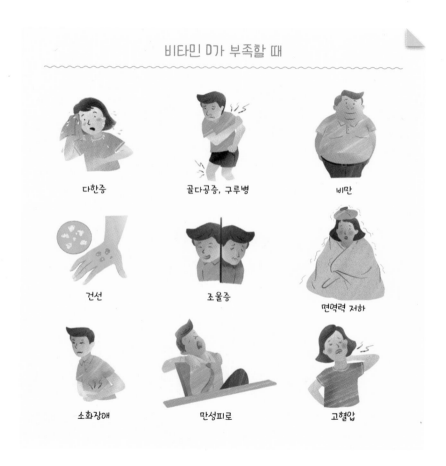

비타민 D가 부족할 때

다한증

골다공증, 구루병

비만

건선

조울증

면역력 저하

소화장애

만성피로

고혈압

2) 자외선 차단제가 비타민 D 생성에 미치는 영향

최근 국내 보도에 따르면, 한국 여성의 혈중 비타민 D 대사물 농도가 기준치보다 현저히 낮다고 한다. 소비자들은 불안할 수밖에 없다. 비타민 D가 부족하다고 여기는 소비자는 자외선 차단제와 비타민 D 둘 중 하나만 선택해야 한다는 강요를 받는 셈이다. 매체들은 모두 하나의 연구 결과를 인용하고 있는데, 이 말은 과연 사실일까? 그렇지 않다. 연구를 위해 측정한 표적 집단은 전 연령층의 여성이 아니라 골다공증을 앓고 있는 55세 이상의 폐경기 여성들이었다. 충분히 예측할 수 있는 결과인 셈이다. 또 한국 보건복지부는 한국인의 85%가 비타민 D 부족이라고 발표한 적이 있다. 여러 매체는 그 이유를 자외선 차단제에서 찾았다. 하지만 과학적인 연구 방법을 통해 밝혀진 사실은 자외선 차단제를 바르는 것과 비타민 D 농도와는 인과관계가 없다는 것이다.

색소성 건피증(xeroderma pigmentosum)이라는 유전질환이 있다. 우리 몸엔 손상된 DNA를 복구하는 기능이 있는데, 이 병에 걸린 환자는 자외선에 의해 손상된 DNA를 복구하는 효소가 선천적으로 없다. 그래서 자외선에 노출되면 피부암이 생긴다. 이 환자들은 햇볕을 극도로 두려워하는데, 그렇다면 만성적인 비타민 D 부족에 시달리지 않을까? 최근 연구 결과에 따르면 그렇지 않았다. 자외선을 완전히 차단한 환경에서 색소성 건피증 환자 그룹을 6년간 관찰한 결과, 혈중 비타민 D 대사물이 약간 감소하는 것만 확인했을 뿐이다. 게다가 칼슘 수치나 부갑상선 호르몬의 양, 골 밀도에는 변화가 없었다. 이는 결국 자외선 차단제를 상시 사용해도 일상생활을 하는 이는 심각한 비타민 D 결핍을 겪지 않는다는 것을 의미한다.

2019년 영국피부과학회지(British Journal of Dermatology)에 발표된 A. R. Young 등의 연구 논문은 주목할 만하다. 연구자들은 유럽의 유명 휴양지인 카나리아 군도에서 여러 대조군을 만들어 실험했다. UVA 차단지수가 높은 선크림을 바른 'A'라는 집단과 권장량만큼은 아니더라도 평소대로 바른 대조군 'B'를 비교했다. 당연히 A 집단은 비타민 D 합성이 매우 잘되는 것으로 나왔다. 중요한 건 B 집단 역시 이에 못지않은 결과를 보였다는 점이다.

순천향대 서울병원의 김수영 피부과 교수의 연구도 이를 뒷받침한다. 그는 미국 존스홉킨스병원 피부과와 공동으로 연구했다. 조사 대상은 2011~2014년 미국 국민건강영양조사에 참여한 20~59세 미국 백인 성인 2,390명이었는데, 이들 중 광민감성 피부로 인해 햇볕 노출을 꺼리고 평소에도 긴소매 옷을 입고 자외선 차단제를 일상적으로 많이 사용하는 그룹에 대한 조사 결과가 흥미롭다. 이 그룹은 다른 그룹들에 비해 그늘을 찾는 확률이 3배 높고, 자외선 차단제도 2배 정도 많이 사용했다. 일광노출 시간은 유의미하게 다르지 않았다. 이 그룹은 적극적으로 햇볕 차단을 하고 생활하고 있음에도 일광화상을 입을 가능성이 2배 정도 높았다. 야외 활동을 많이 하는 젊은 층과 남성들의 일광화상 가능성이 높아졌지만, 비타민 D 결핍증은 늘지 않았다. 이에 대해 김 교수는 말한다.

"비타민 D는 여름에 반팔·반바지를 입고 피부 일부를 수십 분만 노출하는 것만으로 합성되므로 일광화상이나 광노화, 피부암을 줄이기 위해 햇볕 차단 노력을 적극적으로 해야 한다."

폐경기가 지난 여성의 경우, 비타민 D가 부족하다고 자외선 차단제 사용을 중지하곤 하는데 그럴 필요가 없다. 가장 가까운 연구 사례도 자외선 차단제를 바르는 것이 혈중 비타민 D3 농도에 영향을 미치지 않는다고 보고하고 있다. 통상 체표면적 중 약 20%만 햇볕을 쬐어도 충분한 양의 비타민 D3를 얻을 수 있다. 일단 합성된 비타민 D3는 2주 이상 활성도를 유지할 수 있으므로, 주 2~3회 정도 팔다리 등에 30분~1시간 정도의 자외선을 쬐어도 충분한 양의 비타민 D3를 얻을 수 있다. 결국 적당한 햇볕과 비타민 D를 포함한 균형 잡힌 식사를 하는 것이 비타민 D 결핍증을 예방하는 평범하고도 이상적인 방법이다. 하지만 햇볕을 쬘 때는 10시에서 2시까지의 강렬한 자외선은 피하고 얼굴이나 노출이 많은 피부엔 자외선 차단제를 바르는 것이 좋다.

PLUS TIP

1. 어느 정도 햇볕을 쬐어야 적절한 비타민 D를 얻을 수 있나?

햇볕을 쬐는 것이 필요하지만 장시간 자외선에 노출될 필요는 없다. 연구 결과에 따르면 일주일에 하루 20~30분 정도 자외선을 쬐이면 하루 권장량을 얻을 수 있다. 창문 앞에서 일광욕하는 것은 아무런 효과가 없다. UVB는 창문을 통과하지 못하기 때문이다.

2. 비타민 D 부족 현상을 겪는 사람들은 어떻게 해야 하나?

정답은 일주일에 한 번, 20~30분 정도 햇볕을 쬐이는 것이다. 그러나 이때 얼굴에는 자외선 차단제를 바르자. 햇볕 노출이 쉽지 않다면 경구용 비타민 D를 꾸준히 적정량 복용하거나 3개월마다 비타민 D 주사를 맞는 방법이 있다. 빈대 잡자고 초가삼간 태운다는 말이 있듯이 비타민 D를 얻기 위해서 자외선에 의한 노화, 피부암, 색소질환 등의 위험을 감수하는 것은 득보다 실이 훨씬 크기 때문이다.

05

피부가 자외선으로부터
스스로 지켜 내는 방법

　태양에 그을린 피부가 멋지다고 생각하는 이들이 많다. 하지만 얼굴에 기미와 주근깨가 가득하고 눈가에 주름이 자글자글한 중년의 피부도 멋지다고 생각할까? 피부과 의사의 눈엔 선탠 등으로 그을린 피부가 안타깝게 보일 뿐이다.

　그들은 스스로 노화를 촉진하고 있다. 자외선으로부터 인체의 손상을 최소화하기 위한 활동을 광보호(photoprotection)라 한다. 단순히 햇볕을 피하는 개념이라기보다, 인체를 안전하게 보호하는 포괄적이고 예방적인 개념이다. 자외선으로 인한 피해가 다양하기에 광보호의 개념 역시 포괄적이다.

1) 피부의 방어기전, 멜라닌
피부는 햇볕에 대한 방어기전을 가지고 있다. 대표적인 것이 '멜라닌 색소'다. 표피 아래 기저층에 있는 멜라닌 색소가 표피의 상층부로 이동하거나 재분포해 일광을 흡수하고 차단한다. 둘째는 표피가 두꺼워지는 현상이다. 지속적 일광 노출에 의해 표피가 두꺼워지므로 자외선이 피부 속으로 깊이 침투하지 못하며, 표피의 케라틴 성분이 증가하여 일광이 반사되거나 산란되도록 한다. 셋째는 카로텐 색소나 피부에 존재하는 효소들이 자외선으로 만들어진 프리 라디칼(free radicals)로부터 세포 손상을 일으키지 못하도록 중화해 준다. 프리 라디칼은 불안정한 전자로 다른 세포와 쉽게 반응해 DNA 등에 손상을 준다.

피부를 지켜 주는 멜라닌

인간은 오랜 시간 태양광선에 적응하며 진화해야 했다. 특히 자외선은 피부 세포의 DNA에 손상을 주기 때문에 인간은 자외선으로부터 피부 세포를 지키지 않으면 생존이 불가능했다. 멜라닌 색소가 가장 대표적인 물질이다. 멜라닌 색소는 표피층에 존재하는 멜라닌 세포로부터 만들어져서 피부 세포로 이동한다. 피부 세포의 핵 위에 우산처럼 그늘을 만들어 주며 피부로 침투한 자외선을 흡수하고 중화하는 역할을 한다. 또한 멜라닌 색소는 인간의 피부색을 결정하는 가장 중요한 요소이다. 멜라닌 색소가 크고 많을수록 흑인에 가까워지고, 작고 적을수록 백인에 가까워진다. 적도에 가까울수록 태양광이 강하다 보니 피부색이 더 까맣게 되는 것이다.

피부가 검게 변하는 과정

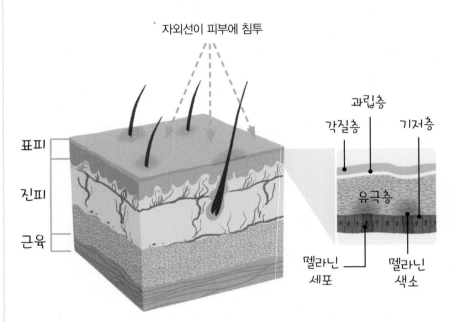

자외선이 피부에 침투

표피
진피
근육

각질층
과립층
기저층
유극층

멜라닌
세포
멜라닌
색소

기저층에 있는 멜라닌
세포에서 멜라닌 색소 생성됨

각질층 벗겨지고,
새로운 세포 생성돼
피부색이
완전히 돌아옴

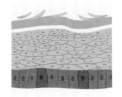

멜라닌 색소가
각질층으로 올라오면서
피부색
점점 짙어짐

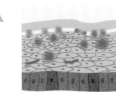

자외선 지속적으로 쬐면
멜라닌 색소가 표피 전체에
퍼져 피부색이
반영구적으로 짙어짐

2) 인체가 만들어 내는 항산화 물질

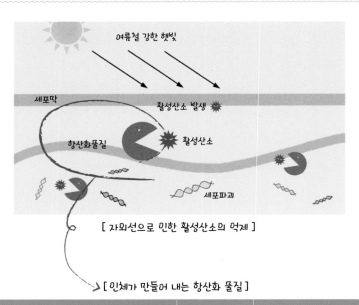

[자외선으로 인한 활성산소의 억제]

[인체가 만들어 내는 항산화 물질]

효소(내부 생성)	비효소(음식물 섭취)
초과산화물 불균등화 효소 (superoxide dismutase) 과산화수소 분해 효소 (catalase) 대사 효소 Ⅰ, Ⅱ(phase Ⅰ, Ⅱ, enzyme) 수선 효소 (repair enzyme) 글루타치온 효소 (glutathion enzyme)	카로테노이드 (carotenoid) 토코페롤 (tocopherol) 셀레늄 (α-selenium) 아스코빅애씨드 (ascorbic acid), 비타민C 플라보노이드 (flavonoid), 폴리페놀(polyphenol) 단일불포화 지방산(monounsaturated fatty acid)

자외선으로부터 피부를 보호하기 위하여 광보호 인자와 피부의 정상적 방어기전을 이해하여야 한다. 방식에 따라 자연적 인자, 물리적 인자, 화학적 인자로 구분되며 상세한 내용은 아래 표를 참고하면 된다.

[광보호 인자의 종류]

자연적 인자	물리적 인자	
환경적 인자(오존, 먼지, 구름, 안개 등) 생물학적 인자(케라틴, 멜라닌)	의복 양산 유리창	
	화학적 인자	
	자외선 차단제(도포제) 전신적 자외선 차단제	

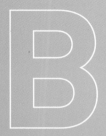

SECRET

B

자외선 차단제
종류와 특징

자외선 차단제의 시장 규모가 급격하게 증가한 것은
1970년대 중반이다. 피부 노화의 주범이 자외선이라는
인식이 커지면서 자외선 차단용 화장품이 대중화되었다.

01

자외선 차단제,
언제부터 사용되었을까

　20세기 이전 유럽인을 비롯한 많은 사람이 그을린 피부는 아름답지 않다고 생각했다. 19세기 유럽인은 햇볕을 피하려고 몸을 가리는 옷과 챙이 넓은 모자를 애용했다. 그런데 1923년 프랑스 사교계의 스타였던 코코 샤넬이 검게 그을린 피부를 드러내며 요트 여행을 즐기는 한 장의 사진이 공개되자 대중은 열광했다. 코코 샤넬이 자신의 패션쇼에도 구릿빛 피부를 자랑하며 등장한 이후 유럽인들은 그을린 피부를 관능미와 계급을 함축한 표출 방법으로 받아들였다. 이후 선탠 열풍이 불었고 배와 등을 완전히 노출한 비키니도 출시되었다. 하지만 20세기 중반, 이에 대한 심각한 부작용이 보고되면서 자외선 차단의 중요성이 대두되었다.

　자외선 차단제의 기원은 고대까지 올라가지만, 화학을 활용한 상품은 19세기에 탄생했다. 1887년 바이엘은 태닝을 소개하였고, 1928년 벤질

살리실레이트(benzyl salicylate)와 벤질 신나메이트(benzyl cinnamate)라는 자외선 차단 성분이 최초로 사용되었다. 1943년에는 강력한 자외선 B 흡수제인 PABA(para-aminobenzoic acid)가 개발됨으로써 자외선 차단용 화장품에 본격적으로 사용되었다. 하지만 PABA는 알레르기성 접촉 피부염, 광독성의 원인 물질로 보고되면서 더는 사용되지 않고 있다. 2차 세계대전이 한창인 1944년에 바셀린이 참전 미군에게 지급되었으며, 1950년대에는 선탠로션이 개발되었다. 사실 바셀린은 1870년에 출시되어 미국에서 독보적인 인기를 얻었지만 세계 시장으로 확장된 것은 2차 세계대전 때였다. 자외선 차단제의 시장 규모가 급격하게 증가한 것은 1970년대 중반이다. 오존층 파괴에 의한 피부암의 발생이 학계에 보고되어 자외선 차단에 대한 관심이 증가했기 때문이다. 더불어 피부 노화의 주범이 자외선이라는 인식이 커지면서 자외선 차단용 화장품이 대중화되었다.

21세기 들어 연구자들은 식물에서 그 해답을 찾았다. 식물에 방어물질이 없었다면, 자외선은 사람과 마찬가지로 식물에도 치명적인 영향을 주었을 것이다. 그런데 자외선은 식물에 별 영향을 미치지 못한다. 특유의 방어물질을 축적하며 진화했기 때문이다. 자외선이 강렬한 고산지대나 열대지역일수록 식물은 더 효과적인 방어물질을 보유하고 있다. 대표적인 성분이 바로 '플라보노이드(flavonoid)'다. 강력한 태양광이 내리쬐는 남프랑스 해변의 소나무의 껍질에는 플라보노이드계 물질이 들어 있다. 여기에서 추출한 피크노제놀(pycnogenol)이 기적의 묘약으로 등장한 것이다. 피크노제놀은 항산화 작용과 항자외선 효과를 모두 가지고 있었으니, 화장품 회사가 이 물질에 열광한 것은 당연했다.

강력한 항산화 성분, 피크노제놀(pycnogenol)

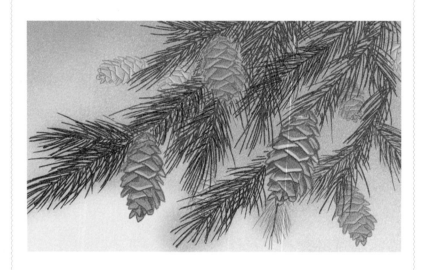

프랑스 남서부 해안의 해송 껍질에서 추출하는 '피크노제놀'은 현재로선 가장 강력한 항산화 물질이다. 프리 라디칼 제거 등 많은 생물학적 효과를 가지고 있는 것이 특징이며 프로시아니딘(procyanidin)이 풍부한 원료이다. 소나무 껍질을 치료제로 사용한 시기는 기원전 4세기로 본다. 히포크라테스가 염증 치료를 위해 사용했다는 기록이 있다. 피크노제놀은 산화로부터 비타민 C와 E를 보호한다. 2007년 산소 라디칼 흡수도 검사, 총 산화 라디칼 제거능을 이용하여 11종의 식물화학물질의 효능을 비교해 본 결과 피크노제놀, 포도 껍질 추출물, 녹차의 폴리페놀이 가장 우수한 항산화 효능을 보였다.

[자외선 차단제의 역사]

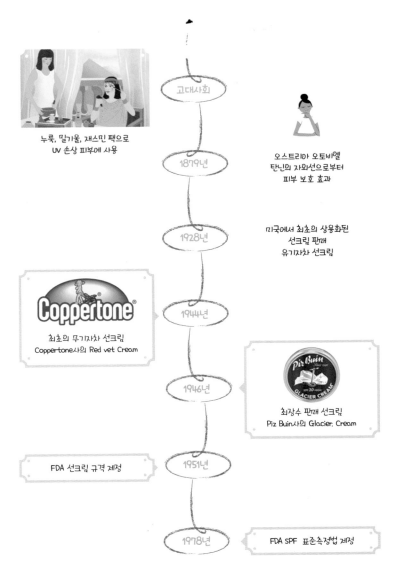

누룩, 밀기울, 재스민 팩으로
UV 손상 피부에 사용

고대사회

오스트리아 오토비엘
탄닌의 자외선으로부터
피부 보호 효과

1879년

미국에서 최초의 상용화된
선크림 판매
유기자차 선크림

1928년

최초의 무기자차 선크림
Coppertone사의 Red vet Cream

1944년

최장수 판매 선크림
Piz Buin사의 Glacier Cream

1946년

FDA 선크림 규격 제정

1951년

1978년

FDA SPF 표준측정법 제정

02

자외선 차단제의 종류

선크림 구입 시 마주하는 첫 번째 관문, 바로 '유기자차', '무기자차'라는 용어다. 유기자차란 유기 자외선 차단제, 무기자차는 무기 자외선 차단제의 줄임 말이다. 미식품의학국(FDA)은 자외선 차단제를 유기 자외선 차단제와 무기 자외선 차단제로 구분한다. 무기 자외선 차단제가 피부 표면에서 자외선을 반사하는 원리라면, 유기 자외선 차단제는 자외선을 흡수해서 중화한다. 그래서 무기 자외선 차단제는 물리적 자외선 차단제, 유기 자외선 차단제는 화학적 자외선 차단제로 불리기도 한다. 사실 유기자차와 무기자차에 대한 선택은 자신의 피부 타입에 걸맞은 자외선 차단제를 선택하는 데 가장 기본적인 과정이다. 그래서 화장품 좀 고를 줄 안다는 이들은 자외선 차단제의 전성분까지 확인하며 피부 궁합을 확인한다.

1) 무기자차, 물리적 자외선 차단제

15년 전만 해도 장거리 산행을 위해 자외선 차단제를 바르면 얼굴이 허옇게 떠서 상당히 그로테스크하게 보였다. 유기자차와 무기자차에 대한 개념이 희박했던 시절이라 자외선 차단제를 고르면 그게 바로 무기 자외선 차단제였다. 무기 자외선 차단제는 피부 표면에 막을 형성해 물리적으로 자외선을 산란해 차단한다. 가장 큰 장점은 부작용이 적다는 점이다. 또한 물리적 차단 방법은 자외선 A는 물론, 자외선 B의 영역까지 차단하고 피부에 도포하는 즉시 자외선을 반사한다. 피부 자극이 거의 없으며, 사용량도 거의 제한이 없다. 유기 자외선 차단제와 같이 자외선과 반응해 변성이 일어나지 않으므로 차단 지속 시간 역시 길다. 단점은 바르면 얼굴이 하얗게 들떠 보이는 백탁 현상이 있고 사용감이 묵직하다는 점, 밀폐에 의한 모낭염, 여드름, 땀띠까지 유발하는 것으로 알려져 있다. 무기 자외선 차단제의 주성분은 티타늄 디옥사이드(titanium dioxide), 징크 옥사이드(zinc oxide), 산화철(FeO), 카오린(kaolin), 탈크(talc), 마그네슘 산화물, 칼라민(calamine) 등이다.

KEY POINT

무기 자외선 차단제

· 특징 입자의 크기에 의해 광자가 피부를 통과하지 못하므로 반사·산란한다.
· 대표적인 성분 티타늄 디옥사이드(titanium dioxide), 징크 옥사이드(zinc oxide)
· 장점 광범위한 파장대의 자외선을 확실하게 차단하고 잘 씻겨 나가지 않으며, 알레르기 반응이 없다.
· 단점 색조에 의한 미용적 문제(백탁 현상), 밀폐에 의한 땀띠, 모낭염이 유발된다.

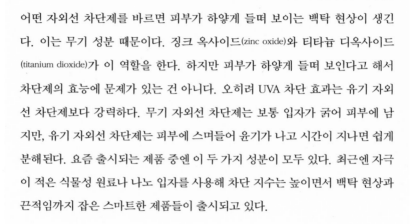

백탁 현상을 유발하는 자외선 차단제, 피해야 할까?

어떤 자외선 차단제를 바르면 피부가 하얗게 들떠 보이는 백탁 현상이 생긴다. 이는 무기 성분 때문이다. 징크 옥사이드(zinc oxide)와 티타늄 디옥사이드(titanium dioxide)가 이 역할을 한다. 하지만 피부가 하얗게 들떠 보인다고 해서 차단제의 효능에 문제가 있는 건 아니다. 오히려 UVA 차단 효과는 유기 자외선 차단제보다 강력하다. 무기 자외선 차단제는 보통 입자가 굵어 피부에 남지만, 유기 자외선 차단제는 피부에 스며들어 윤기가 나고 시간이 지나면 쉽게 분해된다. 요즘 출시되는 제품 중엔 이 두 가지 성분이 모두 있다. 최근엔 자극이 적은 식물성 원료나 나노 입자를 사용해 차단 지수는 높이면서 백탁 현상과 끈적임까지 잡은 스마트한 제품들이 출시되고 있다.

2) 유기자차, 화학적 자외선 차단제

유기 자외선 차단제는 자외선을 흡수하는 원리로 자외선을 중화하거나 무력화한다. 제형은 투명하고 윤기가 있으며 무엇보다 백탁 현상이 적은 것이 특징이다. 단점은 다양한 성분을 합성한 것이기 때문에 피부가 약한 이들은 접촉 피부염 등의 트러블을 겪을 수 있다는 점이다.

또한 도포 후 일정 시간이 지나면 쉽게 분해되고, 시간이 지날수록 피부에 잔존하는 농도가 점차 감소한다. 현재 시중에서 유통되고 있는 자외선 차단제는 대부분 화학적 차단제 성분 2~5종류를 포함하고 있다. 따라서 피부가 예민하다면 구매 전 반드시 성분을 체크해 보는 것이 좋다.

유기 자외선 차단제

- 유기 자외선 차단제는 자외선 A 차단제와 자외선 B 차단제로 구분된다.
- 자외선 A 차단제 성분은 벤조페논(benzophenone), 아보벤존(avobenzone), 옥시벤존 (oxybenzone) 등이다.
- 자외선 B 차단제 성분은 PABA, 신나메이트(cinnamate), 살리실레이트(salicylate) 등이다.
- 자외선 B뿐만 아니라 자외선 A까지 흡수하는 성분은 벤조페논(benzophenone), 멘틸안트라닐레이트(menthyl anthranilate), 다이벤조일메테인(dibenzoyl methane) 등 이 있다.
- 화학적 차단제에 의해 흡수된 광자 에너지는 무해한 에너지로 바뀌면서 열이 방출된다.
- 장점 투명한 무색이며 백탁 현상이 없으므로 미용적으로 우수하다(사용감이 좋음).
- 단점 물에 잘 씻겨 나가며, 알레르기 반응(옥시벤존 oxybenzone), 광분해(아보 벤존 avobenzone, 에칠헥실메톡시신나메이트 ethylhexyl methoxycinnamate, 파디메이 트O padimate O)가 발생한다.

① 자외선 B 차단 성분

- PABA: 가장 초기에 사용된 성분이다. 각질형성세포에 부착하는 특 징이 있으므로 내수성이 강하지만 옷과 피부를 쉽게 변색시키고 접 촉 및 광접촉 피부염을 유발한다. PABA ester는 PABA와 동등한 자 외선 흡수성이 있으나 변색이 잘 되지 않는 특징이 있다.

- 신나메이트(cinnamate): 시나몬의 추출물이며, 화학적으로 페루발삼 (balsam of Peru), 톨루발삼(tolubalsam), 코카나뭇잎(coca leaf), 신나믹알 데하이드(cinnamic aldehyde), 계피유(cinnmic oil)와 유사하므로 감수성이

있는 사람에게 교차 반응을 일으킨다. 가장 흔히 사용되는 제제는 에칠헥실메톡시신나메이트(ethylhexyl methoxycinnamate)와 시녹세이트 (cinoxate)로서 변색을 일으키지 않지만 내수성이 없으므로 자주 도포 하거나 특수한 기제가 혼합되어야 한다.

• 살리실레이트(salicylate) : 상대적으로 짧은 파장의 자외선 B를 효과 적으로 흡수하므로 SPF를 높이기 위해서 다른 제제와 혼합해야 한 다. 옥틸살리실레이트(octyl salicylate)와 트리에탄올아민 살리실레이트 (triethanolamine salicylate)는 광접촉 피부염을 흔히 일으키기 때문에 사용 하지 않는다.

② 자외선 A 차단 성분

• 다이벤조일메테인(dibenzoyl methane) : 자외선 A를 가장 효과적으로 차단 하지만 자외선 B 차단 능력이 없으므로 다른 제제와 혼합하여 사용 한다.

• 아보벤존(avobenzone) : 미국에서 사용되는 제제로서 310㎚~400㎚의 파장을 차단한다. 최대 효과는 358㎚에서 나타난다.

• 아이소프로필 다이벤조일메탄(isopropyl dibenzoylmethane) : 유럽에서 주 로 사용하지만 접촉 피부염을 흔히 유발하기 때문에 미국에서는 사 용이 금지되어 있다.

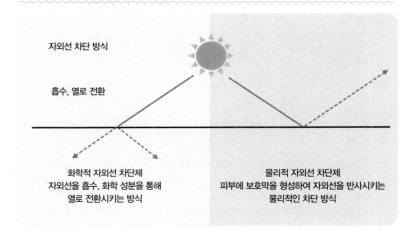

유기 자외선 차단제와 무기 자외선 차단제의 원리

자외선 차단 방식

흡수, 열로 전환

화학적 자외선 차단제
자외선을 흡수, 화학 성분을 통해
열로 전환시키는 방식

물리적 자외선 차단제
피부에 보호막을 형성하여 자외선을 반사시키는
물리적인 차단 방식

최근 환경오염을 일으키는 문제 성분들

- 옥시벤존(oxybenzone), 옥토크릴렌(octocrylene), 에칠헥실메톡시신나메이트
(ethylhexyl methoxycinnamate), 에칠헥실살리실레이트(ethylhexyl salicylate): 해양 생태
계를 교란시키거나 산호초를 백색으로 표백시키는 성분으로 미국 하와
이주는 이들 성분이 함유된 자외선 차단제의 사용 및 판매를 금지했다.

- 부틸메톡시디벤조일메탄(butyl methoxydibenzoylmethane): 염소와 만나 발암
물질을 생성한다는 논란이 있다.

- 디소듐페닐디벤즈이미다졸테트라설포네이트(disodium phenyl dibenzimidazole
tetrasulfonate): 형광 발현(자외선을 내보내는 과정 상의) 이슈

- 디에칠아미노하이드록시벤조일헥실벤조에이트(diethylamino hydroxybenzoyl
hexyl benzoate): 염소계 세탁제와 반응하여 붉게 이염되는 이슈

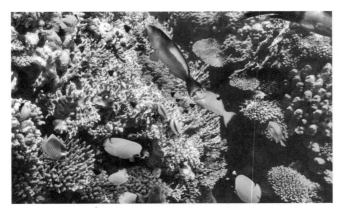

[오염되지 않은 산호초]

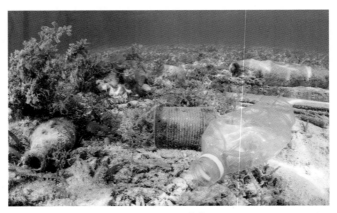

[오염된 산호초]

③ 자외선 A와 B를 동시에 차단하는 성분

• 벤조페논(benzophenone) : 자외선 A를 주로 차단하지만 2차적으로 자
외선 B의 파장을 흡수하는 장점이 있어 흔히 사용한다. 초기에는
PABA를 대체하기 위해 단독으로 사용했다. 광범위한 파장의 차단

을 위해 혼합하여 사용한다. 가장 흔히 사용되는 성분은 옥시벤존(oxybenzone)과 다이옥시벤존(dioxybenzone)인데, PABA에 비해 알레르기 반응이 훨씬 적고 변색되지 않는 장점이 있는 반면 내수성이 낮고 미용상으로 좋지 않다는 단점이 있다.

- 안트라닐산염(anthranilate) : 안트라닐산메틸이 주로 사용되는데, 광범위한 파장대를 흡수하지만 효과가 우수하지 않아 다른 제제와 혼합하여 사용한다.

3) 땀과 물에 강한 자외선 차단제

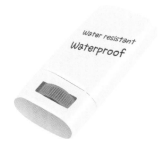

자외선 차단제의 용기에 써진 'Waterproof'라는 표시, 이를 방수로 오인하는 사람도 있는데 물이나 땀에 견디는 내수성 기능을 의미한다. 그렇다면 워터프루프 제품을 바르면 해변에서 온종일 놀아도 안전할까? 그렇지 않다. 내수성은 제한적이다. 나라마다 성능 기준을 시험하는 방식이 조금씩 다른데 알아 두면 그 성능을 가늠할 수 있다.

2005년 유럽 화장품 연합(Colipa)에서 처음으로 자외선 차단제의 내수성(water resistance)을 측정하는 기준을 제시하였다. 등 부위에 차단제를 2mg/㎠ 도포하고 15~30분간 말린 이후에 1차 SPF를 측정한다. 20분 동안 물에 담근 후 타월을 사용하지 않으면서 공기 중에서 15분간 방치한다. 이러한 침수 및 건조 과정을 두 번 시행한 이후에 2차 SPF 지수를 측정한다. 측정된 SPF 지수가 침수 전과 동일하거나 50% 이상 유지되면 'water resistant'로 간주한다. 동일한 환경에서 20분 침수를 4번 시행한 실험(80분)에서 동일 결과를 나타내면 'extra water resistant'로 명명한다.

미국은 어떨까? 동일한 기준으로 자외선 차단 성능 기준을 측정하지만 표기 방법은 다르다. 유럽은 침수 전의 SPF 수치를 쓰지만, 미국은 침수 후의 수치를 쓴다. 따라서 실제 방수력에서는 차이가 날 수 있다. 미국은 'water resistant' 혹은 'very water resistant'로 구분한다. 침수 전후에 동일한 SPF 지수를 유지할 경우에 인증하고 있다. 예전에는 'very water resistant' 대신에 'waterproof'란 용어를 사용하였으나 미국에서 더는 'waterproof'라는 표기는 사용하지 않는다.

한국의 식약청은 내수성 제품과 지속 내수성 제품으로 구분한다. 지속 내수성(waterproof)은 20분간 침수 후에 20분의 자연 건조를 4회 반복한 후 측정한다. 이때 자외선 차단 지수(SPF)가 본래 자외선 차단 지수 값의 50% 이상이어야 한다. 내수성 제품은 물속에서 20분간 활동 후 밖으로 나와 20분의 자연 건조를 2회 반복한 후 측정한다. 측정한 자외선 차단 지수 값이 본래 값의 50% 이상일 때 표기할 수 있다. 타월을 사용하지 않고 자연 건조한 상태를 기준으로 한다. Water-resistant 40은 제품을 바르고 물속에서 40분간 있어도 자외선 차단 효과가 유지된다는 의미이다.

Water resistant, 이것만은 주의하자!

유성 성분에 알레르기를 일으키는 민감성 피부나 심한 지성 피부는 여드름이 일시적으로 악화될 수 있다. 따라서 트러블이 생긴다면 다른 성분의 제품으로 교환하는 것이 좋다. Water resistant 제품을 사용하고 나면 피부에 잔여물이 남아 모공을 막을 수 있는데, 이때 여드름이 생길 수 있다. 그런데 이는 Water resistant 제품만의 특성은 아니고 일반 메이크업 제품도 마찬가지다. 제품 사용 후에 기름 성분을 깨끗하게 제거하는 클렌징 제품의 선택이 중요하다. 최근에는 메이크업이 들뜨지 않게 하고 지속력을 높이기 위해 실리콘 성분을 사용하기도 하므로 실리콘 성분까지 제거하는 클렌저를 사용하는 것이 좋다.

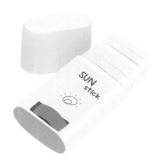

Water resistant 제품의 주성분

일반적인 화장품은 수분이 유분을 감싸고 있는 '오일 인 워터(Oil in Water)'의 형태라 피부에 빠르고 효과적으로 흡수된다. 반대로 Water resistant 화장품은 '워터 인 오일(Water in Oil)' 즉 피부 표면에 유분막이 형성되어 땀과 물에 잘 번지지 않는다. 이 오일의 성분은 꽤 다양하다. 대체로 실리콘(일부 아크릴 성분)과 일반 오일 성분으로 나눌 수 있다. 실리콘은 사용감이 가벼운 제품에 주로 사용한다.

03

SPF 이해하기

1) SPF는 무엇을 의미할까

SPF는 'Sun Protection Factor'를 의미하며, 햇볕에 타는 현상(sunburn)의 억제력을 나타내는 수치이다. 예전에는 SPF는 UVB 차단 지수를, PA는 UVA의 차단 지수를 나타내는 것이라 구분하여 이해했지만, 최근에는 SPF에도 UVA의 차단 효과가 있을뿐더러 SPF 차단 지수가 UVA 차단 효과와 비례하는 것으로 밝혀졌다. 미국 FDA는 SPF 30으로 어느 정도 안전성을 유지하며 자외선을 충분히 차단할 수 있다고 발표했다. SPF 30은 태양 광선의 96.7%, SPF 70은 98%를 차단한다. 높은 SPF 제품은 자외선 차단 효과를 증가시킨다는 유용성보다 인체 피부에 대한 유해성이 더 크므로 반드시 높은 수치가 좋다고 평가할 수 없다. SPF 50 이상은 일반 화장품과 달리 부작용이 발생할 가능성이 높다. 환경과 상황에 맞춰 SPF를 조절하는 것이 바람직하다.

SPF의 측정 방법을 이해하기 위해선 최소홍반량(Minimum Erythemal Dose, MED)을 먼저 짚어야 한다. 최소홍반량이란 UVB를 피부에 조사한 후에 16~24시간 조사 부위의 대부분에서 홍반을 나타내는 최소한의 자외선 용량을 의미한다. 예를 들어, 피부에 자외선 차단제를 바르고 특정 기준의 홍반이 생길 때까지 조사한 UVB의 총량이 2,250이고 자외선 차단제를 바르지 않은 피부에 동일한 홍반이 만들어질 때까지 조사한 UVB의 총량이 150이라면, SPF 값은 15가 된다.

$$SPF = \frac{\text{제품을 도포한 피부의 최소홍반량}^*\text{(MED)}}{\text{제품을 도포하지 않은 피부의 최소홍반량(MED)}}$$

2) 같은 SPF라도 지속 시간이 다르다?

SPF는 피부를 태우지 않고 햇볕에 노출할 수 있는 능력을 측정하는 수치이다. 한국인의 경우 SPF 15이고, 평균 최소홍반량(MED)을 37mJ/cm²으로 계산하면, 노출할 수 있는 최대 광량은 37mJ/cm² × 15 = 555mJ/cm²이다. 그러므로 자외선 광량이 370mJ/cm² · h이면 1시간 30분(555÷370=1.5시간) 노출할 수 있다. 그러나 피부가 약하고 민감한 사람일수록 평균 최소홍반량이 낮아지므로 더 높은 지수의 제품을 사용해야 한다. 이처럼 SPF 수치는 자외선에 의한 일광화상이 유발될 때까지 피부를 보호하는 시간을 의미하기도 한다. 즉 SPF 수치가 클수록 일광화상에 대한 차단 효과의 지속 시간은 정비례한다.

아무것도 바르지 않은 맨살에 햇볕을 쪼였을 때 최초 홍반이 유발되는 시간은 인종별로 차이가 있다. 평균적으로 백인은 15분, 황인종은

20분, 흑인은 25분이다. 따라서 SPF 20의 제품을 사용하면 백인은 300분(SPF 20×15분=300분), 황인종은 400분(SPF 20×20분 =400분), 흑인은 500분(SPF 20×15분=500분) 동안 자외선을 차단할 수 있다. 그러므로 일광화상을 차단하는 SPF 지수의 유효 시간을 해석할 때에는 인종별 MED 시간을 고려한 계산법을 적용해야 한다. 즉 SPF 30은 한국인이 사용하면 30×15분~20분=450분~600분 즉, 7시간 30분~10시간 정도의 자외선 차단 효과가 있고 백인이 사용하면 그 시간이 줄어드는 것이다. 일반적으로 시판되고 있는 SPF 지수 30~35 제품의 경우 동양인에게는 8시간 정도 차단 효과가 있다는 것을 의미한다고 이해하면 된다.

그런데 이 밖에도 땀에 의해 제품이 소실되거나, 자외선이 매우 강한 지역 및 조건이 달라지면 차단 효과의 지속 시간이 변할 수 있다. 따라서 자외선 차단제를 사용할 때는 인종(피부 유형)과 일광 환경에 따라서 같은 SPF 수치라도 차단 효과가 달라진다는 것을 이해해야 한다.

흑인은 백인보다 멜라닌 세포가 더 많을까?

놀랍게도 멜라닌을 생산하는 세포의 숫자는 인종과 무관하게 동일하다. 즉 흑인이나 백인이나 멜라닌 세포의 숫자는 같다. 그렇다면 무엇이 인종 간 피부색의 차이를 만드는 걸까? 그것은 멜라닌 세포의 숫자가 아니라 멜라닌 색소의 종류, 숫자와 크기의 차이 때문이다. 다시 말하면, 멜라닌 색소를 만드는 공장의 숫자는 모든 인간이 동일하지만, 공장의 생산 효율이 다르고 색소의 종류가 다르게 태어나는 것이다. 멜라닌은 인

종에 따라 유멜라닌(eumelanin)과 페오멜라닌(pheomelanin)으로 분류할 수 있
는데, 유멜라닌은 갈색 혹은 검은색을 띠고, 페오멜라닌은 붉은색이나
노란색을 띤다. 흑인은 유멜라닌을 더 많이 가지고 태어난다.

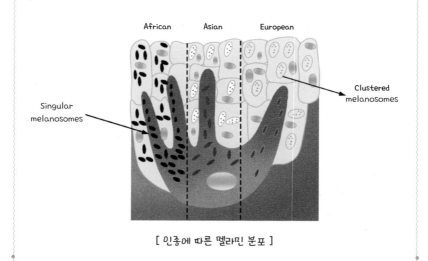

[인종에 따른 멜라민 분포]

[SPF에 따른 인종별 지속 기간]

SPF	자외선 차단의 지속 시간(인종별)			차단 효과(%)
	백인종	황인종	흑인종	
2	30분	40분	50분	5
4	1시간	1시간 20분	1시간 40분	70~80
6	1시간 30분	2시간	2시간 30분	
8	2시간	2시간 40분	3시간 20분	90~95
10	2시간 30분	3시간 20분	4시간 10분	
15	3시간 45분	5시간	6시간 15분	95~

3) SPF 지수와 자외선 차단의 관계

자외선 차단 효과는 '필터 되는 자외선량'과 '피부에 도달하는 자외선량'의 두 종류의 기준에 따라 차이가 있다. '필터 되는 자외선량'을 기준으로 설정된 SPF 15, 30, 50 제품의 차단 효과는 93.3~98.3%까지 평균 3% 정도씩 증가하므로, SPF 30 제품이 SPF 15 제품보다 효과가 두 배 증가한다고 가정할 수 없다. 반면에 '피부에 도달하는 자외선량' 기준에 의한 SPF 30 제품을 사용하면 피부에 도달하는 자외선량은 3.3%이므로 SPF 15 제품의 6.7%에 비하여 반으로 감소한다. 즉, '피부에 도달하는 자외선량'을 기준으로 설정된 SPF 30 제품은 SPF 15 제품에 비하여 두 배의 효과를 지닌다고 해석할 수 있다.

실제 자외선 차단 지속 시간은 표기된 SPF보다 짧다?

원래 자외선 차단제에 표시된 SPF는 자외선 B에 대한 차단 지수로서 2mg/㎠의 두께로 도포한 이후에 측정한 값이다. 그러나 다양한 연구 조사에 따르면, 대부분의 사람이 0.5~1.0mg/㎠ 정도의 매우 적은 양을 사용하고 있는 것으로 밝혀졌다. SPF 30의 자외선 차단제를 0.5mg/㎠ 정도로 얇게 도포한 후 실제 차단 효과를 측정해 보면 SPF 3 정도의 효과밖에 나오지 않는다. 따라서 자외선 차단제를 바를 때 높은 SPF와 충분한 양을 바르는 것이 중요하다! 그리고 도포 후에 땀이 나서 타월로 닦으면 85%의 자외선 차단제가 소실되므로 반드시 2~3시간마다 재도포해야 한다. 이러한 사실을 모르고 자외선 차단제를 얇게 바르고 나가면 잠시 후부터 내 피부에서 광노화가 급격히 진행된다는 것을 명심하라!

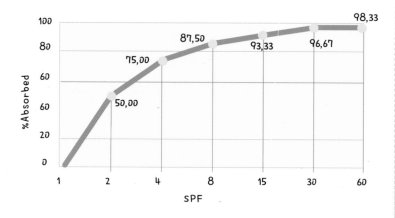

SPF	UVB
2	50
4	75
8	87.5
15	93.3
20	95
30	96.7
45	97.8
50	98
* UVB absorption (as a %) = 100 (100/SPF)	

[Percent reduction UVB penetration on SPF of sunscreen]

왜 SPF 70 제품은 없을까?

SPF가 일정 수치를 넘어서면 차단율에는 거의 변함이 없다. 차단 효과의 차이가 없으므로 미국과 오스트레일리아 등은 SPF 30을 상한선으로 두고 있다. 자외선에 민감한 일본인이 자외선이 가장 강한 장소에서 1일간 일광욕(최대 자외선량)을 할 때 일광화상을 막을 수 있는 SPF는 약 47이었다. 따라서 우리나라에선 SPF 상한을 50으로 정하고 SPF 50+로 표시하고 있다.

- 광범위 차단(Broad Spectrum)

  -자외선 A와 B를 동시에 차단하는 경우 광범위 자외선 차단제라는 표기 가능
  -자외선 차단 강도의 지표로 사용되고 있는 PA+와 같은 별표 표기 시스템은 폐지

- 피부암 예방, 노화 방지 표기법 강화

  SPF 15 이상이고 UVA와 UVB를 동시에 차단해 주는 제품에만 피부암 예방 및 노화 방지 효능이 있다고 표기할 수 있다.

- 워터프루프(Waterproof), 스웨트프루프(Sweatproof) 표기 금지

  방수·방한 표시를 금지하는 대신 실험 결과를 바탕으로 한 수중 유지 시험 결과를 분 단위로 표기(예: Water Resistant 40 Minutes)

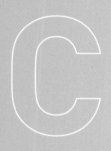

SECRET

C

올바른 자외선 차단제
선택 가이드

자외선 차단제를 선택할 때 가장 중요하게 고려되어야 할 사항은
SPF나 PA 지수가 아닌, 피부 유형이다. 자신의 피부 유형을 정확히
알고 그에 맞는 자외선 차단제를 선택하는 것이 가장 이상적이다.

01

피부 유형부터
아는 것이 중요하다

상담을 받으러 온 한 환자는 자외선 차단제를 쓰고 나서 여드름이 더 심해졌고 피부가 예민해졌다는 고민을 털어놓았다. 사실 자외선 차단제를 선택할 때 가장 중요하게 고려되어야 할 사항은 SPF나 PA지수가 아닌, 피부 유형이다. 여드름이 잘 나는 지성 피부와 민감한 건성 피부를 가진 사람이 동일한 자외선 차단제를 사용하는 것이 현명할까? 특히 민감성 피부는 무엇보다 성분을 확인해야 한다. 선 제품의 패키지나 제품의 상세페이지에서 전성분을 확인하는 것을 추천한다. 피부 자극을 유발하는 파라아미노벤조산(PABA), 옥시벤존(oxybenzone), 벤조페논(benzophenone), 아보벤존(avobenzone) 등의 화학성분이 포함되었는지를 반드시 확인해야 한다. 더불어 자신의 피부 유형을 정확히 알고 그에 맞는 자외선 차단제를 선택하는 것이 가장 이상적이다.

피부 유형 분류법

일반적으로 피부 유형을 지성, 건성, 복합성으로 분류하는데, 이는 1900년 초기에 헬레나 루빈스타인(Helena Rubinstein)이 제시한 방법이다. 하지만 과학적인 분류 방법은 아니다. 과학적으로 검증된 방법에는 크게 두 가지 정도의 분류법이 있다. '피츠패트릭 피부 유형'과 '바우만 피부 유형'이다. 피츠패트릭 유형은 피부색에 따라 분류하는 방법인데, 1975년 피츠패트릭(Thomas B. Fitzpatrick) 교수가 피부색에 따른 자외선 반응을 기준으로 분류한 것이다. 하지만 이 분류법은 화장품의 선택에는 큰 도움이 되지 않았다. 바우만 유형은 미국 마이애미 대학 피부과의 바우만(Leslie Baumann) 교수가 크게 피부의 성질을 4가지 카테고리로 분류, 16개의 피부 유형으로 나눈 것이다. '바우만 분류법'은 피부 유형에 따라 화장품을 선택할 수 있도록 해 준다.

1) 피츠패트릭의 광피부 유형 분류

피츠패트릭은 홍반과 흑화의 정도에 따라 피부를 아래의 6가지 유형으로 분류했다.

- 타입 Ⅰ : 봄~여름철에 아무것도 바르지 않고 30~45분 정도 일광욕을 할 경우에 홍반은 발생하지만 흑화되지 않는 피부 유형
- 타입 Ⅱ : 홍반은 일으키지만 거의 흑화되지 않는 피부 유형
- 타입 Ⅲ : 홍반을 일으키고 서서히 흑화되는 피부 유형
- 타입 Ⅳ : 약간의 홍반을 일으키고 곧 흑화되는 피부 유형
- 타입 Ⅴ : 홍반을 거의 일으키지 않지만 반드시 흑화되는 피부 유형
- 타입 Ⅵ : 홍반을 일으키지 않고 매우 흑화되는 피부 유형

피츠패트릭의 광피부 유형 분류

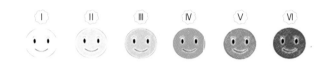

광피부 유형	자외선에 의한 피부 변화
I	바로 붉어지거나 검어지지 않음
II	바로 붉어지고 약간 검어짐
III	붉어진 후 검게 됨
IV	약간 붉어지거나 바로 검어짐
V	좀처럼 붉어지지 않고 반드시 검어짐
VI	결코 붉어지지 않고, 매우 검어짐

한국인의 피부 유형은 피츠패트릭의 피부 유형 분류에 의하면, III형이 48.8%로 가장 많았으며, III, IV, V형이 88.8%를 차지한다. 또한 백인종, 황인종, 흑인종의 평균 최소홍반량은 차이가 있는데, 연세대학교 박윤기 교수의 연구 결과에 의하면 한국인의 최소홍반량은 37mJ/㎠였다.

피부유형	I	II	III	IV	V	VI
비율	2.4%	8.8%	48.8%	22.2%	17.8%	0%

2) 바우만의 16가지 피부 유형 분류

바우만 분류법은 2012년 미국의 피부과학 교과서에 수록되었는데, 총 63항의 설문을 통해 피부를 진단하는 방법이다. 크게 아래와 같이 4가지 카테고리로 분류해 설문에 따라 점수를 부여, 피부 유형을 규정한다.

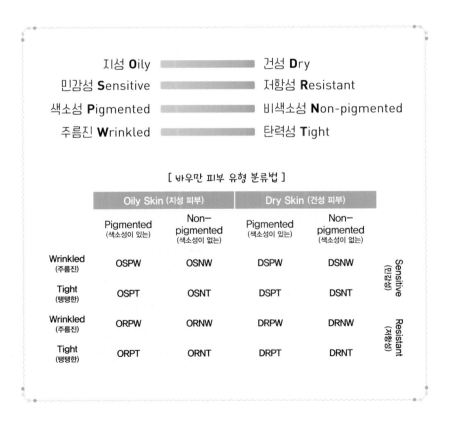

지성 **O**ily　━━━━　건성 **D**ry
민감성 **S**ensitive　━━━━　저항성 **R**esistant
색소성 **P**igmented　━━━━　비색소성 **N**on-pigmented
주름진 **W**rinkled　━━━━　탄력성 **T**ight

[바우만 피부 유형 분류법]

	Oily Skin (지성 피부)		Dry Skin (건성 피부)		
	Pigmented (색소성이 있는)	Non-pigmented (색소성이 없는)	Pigmented (색소성이 있는)	Non-pigmented (색소성이 없는)	
Wrinkled (주름진)	OSPW	OSNW	DSPW	DSNW	Sensitive (민감성)
Tight (탱탱한)	OSPT	OSNT	DSPT	DSNT	Sensitive (민감성)
Wrinkled (주름진)	ORPW	ORNW	DRPW	DRNW	Resistant (저항성)
Tight (탱탱한)	ORPT	ORNT	DRPT	DRNT	Resistant (저항성)

4개의 카테고리에서 각 2개의 경우가 발생하니 총경우의 수는 2×2× 2×2=16, 16개의 피부 유형이 나올 수 있다. 건성이면서 민감성이고 색소성이면서 탱탱한 피부는 DSPT로, 지성이면서 저항성이고 색소가 없으면서 주름진 피부는 ORNW로 표기한다. 그리고 민감성 피부는 5가지의 하위 타입으로 나뉜다.

[민감성 피부(민감 아형)의 종류]

S1 여드름형 / S2 주사·홍조형 / S3 따끔거리는 형 / S4 알레르기 피부형 / S5 지루 피부염형

따라서 피부 상태에 따라 어떤 성분과 제형의 화장품이 적합한지 판단할 수 있는 기준이 된다.

02

피부 유형별
자외선 차단제 선택 가이드

자외선 차단제를
선택할 때는 피부
유형에 따라 차단
제의 성분 및 제형을
살펴보고 선택을 하면
큰 도움이 된다.

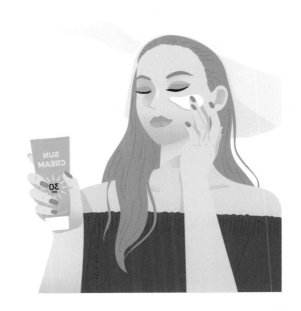

1) 지성 피부(Oily skin)

- 얼굴 전체가 번들거리며 유분기가 많지만 피부결은 거친 편이다.
- 화장이 잘 지워지고 여드름 등의 피부 문제가 흔하다.
  그러므로 번들거림과 과잉 피지의 억제가 중요하다.

Problem	Solution
번들 피부결 거칠 화장 잘 지워짐 여드름 등의 피부 문제 흔함	과잉피지 억제

How to

1단계 : 자외선 차단제 선택

- 오일 프리 제품 사용
- 논코메도제닉 제품 사용
- 로션 형태 사용

2단계 : 자외선 차단제의 효과를 높이는 방법

- 과도하게 분비된 피지를 정돈한 이후에 자외선 차단제를 사용
- 피지 조절 기능이 있는 토너 or 피지 조절용 제품으로 피부를 정돈
- 특히 T존과 광대뼈 부위에 집중해서 사용

2) 건성 피부(Dry skin)

- 세안 후에 얼굴이 심하게 땅기거나 입과 눈 주위에 주름이 유난히 많다.
- 피부에 각질이 존재하며 색조 화장이 어려운 유형이다.
  그러므로 수분 보충과 자외선 차단을 동시에 해야 한다.

Problem	Solution
건조 각질	수분 보충 자외선 차단
How to	

1단계 : 자외선 차단제 선택

- 유·수분을 동시에 보충하는 제품 사용
- 피부에 밀착되는 제형(크림 제형 중) 사용
- 보습 성분이 충분히 함유된 제품 사용

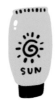

2단계 : 자외선 차단제의 효과를 높이는 방법

- 토너로 각질 정리 후 수분 크림을 충분히 바른 뒤에 선크림 사용

3) 민감성 피부(Sensitive skin)

• 경미한 자극, 환경에 의해 자극을 받으므로 세심한 관리가 필요하다.

• 장벽 손상으로 자외선의 침투가 현저하다.

• 건조와 색소침착이 발생한다.

Problem	Solution
쉽게 자극 받음	세심한 관리
건조	진정
색소침착	장벽 강화

How to

1단계 : 자외선 차단제 선택

• 자극이 없는 자외선 차단제를 지속적으로 사용

• PABA, 아보벤존 비포함 제품

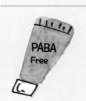

2단계 : 자외선 차단제의 효과를 높이는 방법

• 피부 트러블 및 악화가 예상되는 부위는 스팟 제품을 사용

• 염증을 진정시킨 이후에 자외선 차단제를 사용

• 자외선 차단제 도포 이전, 즉 토너 단계에서 녹차 티백을 피부에 30초간 올리기

• 크림 형태의 물리적 자외선 차단제 사용 후에 T존에만 피지 조절용 에센스를 덧
바르기

• 패치 테스트 후 사용

4) 아토피 피부(Atopic skin)

- 각질층의 피부장벽이 손상되어 있다.
- 정상 피부에 비해 자외선 침투량이 증가하므로 염증과 색소 침착이 잘 발생한다.

Problem	Solution
각질층 손상 자외선 침투량 증가 염증 색소	클렌징 수분 공급 진정

How to

1단계 : 자외선 차단제 선택
- 성분 확인
- SPF30 이상의 자외선 차단제를 사용

2단계 : 관리방법
- 자외선 노출 후에는 차단제를 꼼꼼하게 클렌징
- 아토피 전용 제품으로 충분한 수분을 공급
- 심한 자외선 노출 후에는 피부를 진정

5) 정상 피부(Resistant skin)

- 세안 후에도 피부의 자극이 없으며, 시간이 지난 후에도 피부 상태가 윤기 있고 깨끗하다.
- 여드름이 생기지 않는 건강한 피부이다.

Problem	Solution
윤기 있고 깨끗함	피부 상태 유지

How to

1단계 : 자외선 차단제 선택

- SPF 15~30 정도의 제품 사용
- 끈적임이 적은 제품 사용

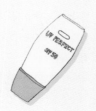

2단계 : 자외선 차단제의 효과를 높이는 방법

- 자외선 차단제의 성분 흡수가 낮은 볼부터 턱, 이마 순으로 사용
- 볼 부위를 바를 때에는 코에서 귀 쪽으로, 이마와 턱은 아래에서 위로 사용

6) 붉어지는 피부(Flushing skin)

- 햇볕에 노출되면 피부가 붉어지는 사람은 자외선 차단제를 사용하여도 문제를 해결할 수 없다.

Problem	Solution
붉어짐	자외선 차단

How to

- 자외선 차단제나 겸용 기능의 제품을 수시로 사용
- 피부가 자극에 민감한 편이므로
  메이크업 베이스 겸용 자외선 차단제를 사용
- 그 위에 파운데이션, 팩트 사용
- 특히 볼 부위는 팩트를 꼼꼼히 바르기

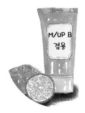

7) 잘 타는 피부(Pigmented skin)

- 햇볕에 단기간 노출되어도 쉽게 피부가 타는 유형이다.
- 자외선 노출 후에 약 72시간 이후부터 색소가 침착된다.
- 자외선 A: 노출 후 30분부터 멜라닌 생산이 증가되므로 피부 그을림이 즉시 유발된다.
- 자외선 B: 노출 후 2~6시간 후부터 일광화상이 발생한다.

Problem	Solution
색소침착 각질 두꺼워짐 건조함, 민감해짐	미백, 각질 제거 수분, 진정 자외선 차단

How to

1단계 : 자외선 차단제 선택

- SPF 30 이상의 차단 지수가 높은 제품 사용

2단계 : 자외선 차단제의 효과를 높이는 방법

- 베이스 메이크업으로 메이크업 베이스와 파운데이션까지 세심하게 바르기
- 마지막으로 파우더 덧바르기

8) 노화 피부(Wrinkled skin)

- 자외선은 피부세포의 손상과 세포의 대사에 영향을 끼쳐 노화를 유발한다.
- 특히 자외선 A는 진피까지 침투하여 세포의 DNA, 콜라겐, 엘라스틴을 파괴하고 변성을 일으킨다.
- 피부 노화를 예방하는 가장 효과적인 방법은 자외선 차단제이다.
- 항산화 성분이 많이 함유된 자외선 차단제가 좋다.

Problem	Solution
광노화	노화 예방

How to

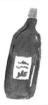

- 항산화제 성분이 함유된 자외선 차단제 사용
- 365일 자외선 차단제 사용을 통해 광노화 최소화
- 피부에 충분한 수분 공급

03

연령에 따른
자외선 차단제 선택 가이드

 자외선 차단제는 나이와 성별에 상관없이 누구나 사용해야 한다. 특히 자외선에 취약한 유아와 어린이는 보호자의 인식과 의지에 따라 자외선으로부터 보호받을 수도, 방치될 수도 있기 때문에 부모의 인식이 매주 중요하다. 어린이 말고도 다음과 같은 이들은 자외선 고위험군이라 볼 수 있다.

태양광에 가장 위험한 사람

- 일광화상의 과거력, 기미, 주근깨가 생기는 사람
- 많은 시간을 실외에서 보내는 사람
- 피부암 치료를 받은 경험이 있는 사람
- 피부암, 특히 흑색종의 가족력이 있는 사람
- 고도에서 휴가를 보내는 사람(고도가 약 300m 높아지면 자외선은 4~5% 증가함)

- 적도 부근에서 살거나 휴가를 보내는 사람
- 특이 질환(광과민성)이 있는 사람
- 특별한 의약품을 사용하고 있는 사람
  - 여드름 치료제, 테트라사이클린 등 항생제, 항히스타민제, 에스트로겐 함유 경구용 피임제, 나프록센나트륨 등의 비스테로이드성 소염제, 페노티아진, 설파제, 3환계 항우울제, 티아자이드 유도체, 경구용 비만치료제와 같은 설포닐우레아

1) 어린이 : 1살부터 13살까지 자외선 차단제 체크 포인트

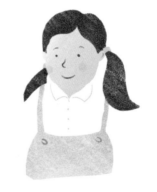

"우리 딸, 엄마가 미안해~" 광고나 SNS 에서 심심찮게 보이는 문구다. 유아기에 손상된 피부는 아이가 성년이 되어서도 화인처럼 남는다. 이 시절 부모의 관리 가 얼마나 중요한지는 두말하면 잔소리 다. 놀랍게도 3살 이전에 자외선에 손상 된 피부세포는 80세까지 남아 변화를 지 속한다. 아기의 피부는 표피가 얇고 멜라닌 색소가 적으며 아포크린선, 피지선의 활동이 적다. 하지만 어린이의 자외선 노출 정도는 어른보다 평균 3배 많은 것으로 알려져 있다. 이 시기의 피부 손상으로 기미, 주근깨, 검버섯이 자란다. 유소아기에 받은 단 한 번의 일광화상이 성인이 된 이후 피부암 발생 비율을 2배로 높인다는 연구 결과도 있을 정도다. 자외선이 강한 북미나 호주에서 자외선에 의한 피부 손상의 80%는 18세 이전에 나타나고, 평생 노출된 자외선 양의 3분의 1은 18세 이하

의 나이에 받게 된다. 아이들은 자외선에 대한 인식이 없고 스스로 관리할 수 없기에 부모가 자외선 차단제에 대한 교육과 지도를 꾸준히 해 주어야 한다.

• 영아(6개월~2세) : 가급적 외출 자제

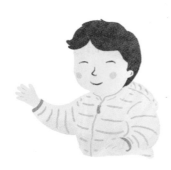

자외선 차단제는 생후 6개월 이후에 사용 가능하지만 2세 이전의 아이에게 연고나 약을 사용할 경우에는 세심한 주의가 필요하다. 2세 이전까지는 자외선 차단제를 바르지 않는 것이 좋다. 외출할 경우 모자나 양산, 유모차의 차양을 이용해 햇볕이 직접 피부에 닿지 않도록 하고 긴 소매 옷을 입힌다.

• 유아(3~7세) : 저자극성 자외선 차단제 사용

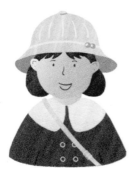

성인 피부보다 각질층이 얇고 피지 분비량이나 멜라닌 색소가 적어 쉽게 화상을 입을 수 있다. 따라서 생후 24개월 이후의 유아는 자외선 차단제를 꼭 발라 줘야 한다. 유아기에는 어린이 전용 자외선 차단제나 순한 자외선 차단제를 사용하라. 사용 전에 아이의 손목 안쪽에 도포하고 알레르기 유무를 검사하면 도움이 된다.

• 어린이(8∼13세) : 땀에 강하고 차단력이 높은 자외선 차단제 사용

연약한 피부를 위해 자외선 차단 지수가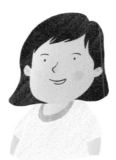
낮은 제품을 사용하지만, 햇볕 아래서 뛰
어노는 아이에게는 SPF 30∼50이 적당
하다. 또한 어린이는 땀에 의해 자외
선 차단제가 잘 지워지므로 두껍게 자
주 덧발라 주며 물에 강한 워터프루프
타입을 선택해야 한다. 장시간 밖에서 놀
이하는 경우에는 차단력이 높으며 땀에 강한 자외
선 차단제가 필요하다.

태양광으로부터 어린이를 보호하는 방법

• 오전 10시∼오후 2시 사이는 자외선이 가장 강한 때이므로 외출을 자제하는
것이 좋다.
• 햇볕을 충분히 막아 주는 모자와 소매가 긴 상의 및 바지를 입히고, 차단력
높은 SPF 제품을 발라야 한다.
• 유아의 눈은 태양광에 취약하다. 특히 6개월 미만의 아이는 태양광을 피하
는 것이 좋다.
• 광과민성 질환자는 광과민성/광독성 유발 약물을 피해야 한다.
• 피부 검진을 정기적으로 받아야 한다.
• 반사광을 주의하라. (물, 모래, 눈, 시멘트, 구름) 흐린 날에도 자외선 차단제
를 도포하라.

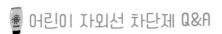

어린이 자외선 차단제 Q&A

Q 어린이에게 자외선 차단제를 바를 경우 주의해야 할 사항은?

A 외출 30분 전 도포하는 것은 성인과 동일하지만 더 꼼꼼하게 얼굴, 손, 팔, 목, 입술, 다리, 발목 등에 도포한다. 외출 시간이 길어지면 2~3시간에 한 번씩 덧발라 주는 것이 좋다. 땀을 흘려도 덧발라야 하는데, 가볍게 티슈로 물기를 닦아 낸 후에 도포하라. 특히 어린이는 눈을 잘 비비는 특성이 있기 때문에 눈 주위에는 바르면 안 된다. 아이의 눈은 어른보다 각막이 얇고 홍채의 색이 옅으므로 세심한 보호가 필요하다. 유아용 선글라스는 디자인이나 색상보다 UVA와 UVB 모두를 차단하는 기능을 확인하자.

Q 엄마와 아이가 함께 사용하는 제품을 구매할 때 고려할 사항은?

A 어린이 전용 제품은 화학성분이 적어 저자극성이다. 로션이나 크림은 사용하기에 편하고 내수성이 있으면서 UVA와 UVB를 모두 차단하는지 꼼꼼하게 따져 봐야 한다. 야외 활동(수영, 해수욕 등)을 할 때는 SPF 30 이상의 자외선 차단제를 사용한다. 물과 땀에 강한 제품도 물에서 40분이 지나면 효과가 감소하므로 물기 없는 타월로 얼굴과 몸을 닦은 후에 재도포해 주자.

Q 어떤 제품을 골라야 할까?

A 태양에 노출되어도 피부에 자극이 없는 SPF 15 이상의 제품을 선택하고, 피부 테스트를 시행한 후에 사용해야 한다. 특히 PABA 성분

은 알레르기 반응을 유발하므로 'PABA 프리' 제품으로 선택한다. 유아용 자외선 차단제는 SPF 15~25, PA++ 정도가 적당하다. 야외 활동 시에는 SPF 30 이상, PA++ 이상의 제품을 사용하라. 제품을 살 땐 유해한 성분(옥시벤존, PABA 등)의 함량을 확인하고, 오일프리, 저자극성을 선택해야 한다. 아이의 피부가 건성 또는 중성이면 크림 타입, 지성이면 로션 타입, 땀을 많이 흘리면 스프레이 타입의 자외선 차단제를 선택하자.

Q 사용 방법은?

A 사용자 대부분은 가볍게 바르는데, 너무 적게 바르면 효과가 없다. 피부에 막을 씌우는 느낌으로 충분히 발라 줘야 한다. 아이의 얼굴은 콩 3알 정도의 양으로 이마, 광대뼈, 코와 같이 자외선에 노출되기 쉬운 돌출 부위를 중심으로 꼼꼼하게 도포하라. 집에 돌아와 자외선 차단제가 남아 있으면 땀이나 피지, 먼지 등과 섞여 피부 문제를 유발하므로 깨끗이 닦아 내는 것도 중요하다. 유아용 자외선 차단제는 물에 잘 씻겨 나가지만, 유분이 있는 자외선 차단제는 전용 클렌저나 비누로 제거해야 한다.

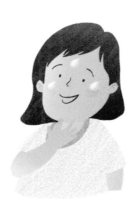

☑ **파라아미노벤조산**(PABA), **옥시벤존**(oxybenzone), **벤조페논**(benzophenone), **아보벤존** (avobenzone)이 함유된 제품은 피하라. 이러한 화학적 자외선 차단 성분은 피부에 자극을 줄 수 있다.

☑ 물리적 자외선 차단 성분이 들어 있는지 확인하라. **티타늄디옥사이드** (titanium dioxide) 등의 물리적 자외선 차단 성분이 포함된 제품을 선택하라. 자외선을 흡수하지 않고 반사하므로 자극이 적다.

☑ 방부 성분, 즉 **파라벤**(paraben)은 피하라. 파라벤은 여전히 논란 중인 성분이지만 안전을 위해 배제하는 것이 좋다. **파라벤**(paraben)의 대안으로 사용하는 **페녹시에탄올**(phenoxyethanol)은 피부 점막을 자극할 수 있다.

☑ 생후 6개월 이후부터 사용하라. 불가피한 외출 시 피부를 옷이나 싸개로 감싸 주면 OK!

2) 노인 : 나이 들어서도 건강한 피부를 유지하는 방법

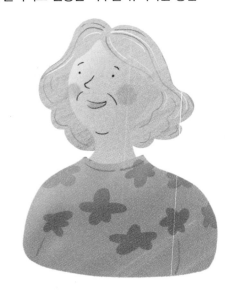

노화는 피부에서부터 시작된다. 늦었다고만 생각하면 더 빨리 늙는다. 피부가 노화되면 진피 조직이 얇아지고 피부 세포의 결합력도 떨어져 면역 반응이 감소한다. 콜라겐과 엘라스틴 양이 급격하게 줄어들 뿐아니라 변성이 나타난다. 또한 얼굴 부위의 피하지방층이 감소하고 수분과 탄력 섬유의 소실과 함께 색소침착이 진행된다. 노년층의 주된 고민은 주름, 검버섯, 흑자, 다크 서클, 상안검 이완증인데 원인은 역시자외선이다. 엉덩이나 배와는 달리 얼굴, 팔, 손 등은 자외선에 자주 노출되어 주름 외에도 색소침착 및 탈색, 피부 건조증, 탄력 감소 등의 변화가 나타난다.

그렇다면 나이 들어서도 젊고 건강한 피부를 유지하는 방법에는 무엇이 있을까? 여기에 5가지 생활 수칙을 소개한다.

첫 번째는 자외선 차단이다. 외출 30분 전에 계절, 시간, 날씨와 관계없이 자외선 차단제를 사용하라.

두 번째는 피부의 수분을 유지하는 것. 피부가 건조하면 각질이 생기고 땅기는 현상이 심해진다. 실내에서는 가습기를 틀어 놓고 하루 8잔이상 물을 마셔 피부에 충분히 수분을 공급해야 한다.

셋째, 흡연과 음주를 피하라. 흡연은 세포 호흡을 막고 혈관을 수축하므로 피부 세포에 수분과 영양 공급을 방해한다. 진피의 재생을 막거나 주름의 원인이 된다. 또 상습적인 음주는 피부를 늙게 만든다.

넷째, 충분한 휴식과 수면을 취하라. 마지막 방법은 바로 꾸준한 비타민 섭취. 비타민 A와 C는 피부를 재생하고, 토코페롤(비타민 E)은 비타민 C와 함께 피부 노화 예방에 좋다. 비타민 흡수를 돕는 스킨케어를받는 것도 도움이 된다.

검은 점(흑자)은 70세 이상 노인의 90%에서 관찰되는데, 이는 색소 레이저를 이용하여 1~3회 치료하면 제거할 수 있다. 검버섯은 의학용어로 '지루 각화증'이다. 자외선에 의한 노화 현상으로 멜라닌 색소가 특정 부위에 과도하게 침착된 것이다. 갑자기 수가 많아지고 커지면 내부 장기에 악성 종양이 있다는 것을 의미하므로 전문의의 상담을 받는 것이 좋다.

검버섯은 색깔, 두께, 조직의 차이에 따라 레이저를 선택한다. 얇고 색소만 있는 검버섯은 색소성 질환에 적용되는 큐스위치 레이저를 사용한다. 두꺼운 병변의 경우, 어븀야그 또는 탄산가스 레이저로 두꺼운 부분을 편평하게 깎아 준다. 주름을 개선하는 박피술은 피부를 벗겨 피부 재생을 촉진한다. 다양한 시술 방법이 개발되었다.

04

성별에 따른
자외선 차단제 선택 가이드

1) 여성 : 라이프스타일에 따른 자외선 차단제 선택법

여성의 경우 라이프스타일과 피부 고민에 따라 자외선 차단제를 선택해야 한다. 데일리용 자외선 차단제는 사용감이 가벼운 것이 좋고, 야외 활동이 잦은 경우 지속력이 뛰어난 제품이 좋다. 기미, 잡티가 있는 여성은 화이트닝 기능이 추가된 제품을 선택하면 더 큰 효과를 볼 수 있다. 입술, 눈가, 귀 등의 민감한 부위는 한 번 더 도포하라! 야외 활동 중에는 자외선 차단제를 휴대하면서 자외선에 많이 노출 되는 부위에 2시간마다 덧바르는 것이 좋다.

- 일상생활

실내에서도 아무것도 바르지 않으면 주름과 색소를 유발하는 원인이 된다. 실내에 있어도 자외선 차단은 필수다. 자외선 차단 코팅이 된 유리창이 아니면 어둡거나 흐린 날에도 자외선 A는 영향을 끼친다. 실내에서는 SPF 20~30, PA++ 정도가 좋다. 운전할 때 자외선 차단은 매우 중요하다. 자동차 창에는 자외선 차단 필름을 붙이고, 핸들을 잡는 팔과 목까지 자외선 차단제를 사용해야 한다. 자외선 차단제는 SPF 30 이상, PA+++ 정도가 좋다. 여름철에는 자외선 차단제를 반드시 도포하되 낮 시간에는 자외선 지수가 높으므로 SPF 30~50, PA+++의 제품을 선택하라!

- 피서지

여름 바닷가는 어느 곳보다 자외선이 강하다. 그러므로 SPF 50, PA+++가 좋고, Water resistant 또는 Waterproof 제품을 선택할 것. 물에 젖은 피부는 자외선 차단제가 잔존하여도 2~3시간마다 덧바르는 것이 좋다. 물에 젖은 피부는 자외선 투과율이 평소보다 4배나 높아지기에 젖었을 때는 몸의 물기를 즉시 닦아야 한다. 우산이나 양산, 파라솔 아래 있어도 자외선은 지면이나 모래에서도 반사되므로 주의가 필요하다. Water resistant 제품 사용 후 전용 클렌저를 이용하는 것이 제일 좋다.

2) 남성 : 여성보다 자외선 차단에 더 신경 써야 하는 이유

여성과 비교해 야외 활동이 많고 자외선 차단제도 잘 사용하지 않는 한국 남성의 피부 건강은 어떨까? 남성은 여성보다 피지 분비가 많고 수분량도 여성의 3분의 1 수준이라 피부 문제가 생기기 쉽다. 또한 잦은 면도에 의한 피부 손상 때문에 세균 감염이 흔히 발생하며, 외부 환경에 자주 노출되므로 노화가 촉진된다. 40대에 접어들면 얼굴 전체에 탄력이 떨어지며, 50대 이후에는 주름이 깊어지고 피부가 현저하게 처지기 시작한다. 여름엔 피지가 더 많이 분비되어 여드름이 악화되기도 한다. 한 통계에 따르면, 최근 10년 새 20~30대 남성 피부암 환자는 5배로 증가하였고, 자외선 관련된 질환 또한 많아졌다.

대한피부과학회는 1995~2005년에 자외선과 관련이 있는 피부암, 검버섯, 기미 등의 3개 질환을 대상으로 20개 대학병원에 내원한 19,339명을 분석하였다. 피부암은 1995년 777명에서 2005년에 1,712명으로, 검버섯은 2,388명에서 4,621명으로 각각 두 배 증가하였다. 20, 30대 피부암 환자의 증가도 눈에 띄었다. 20~30대 피부암 환자는 27명에서 103명으로 3.8배 늘었고, 특히 남성은 9명에서 46명으로 5배 증가했다. 검버섯은 390명에서 541명으로 1.4배 늘었다.

검버섯은 60대 이후에 자주 발생하는 노인성 질환이었다. 그래서 아직 자외선에 장기간 노출되지 않은 청년은 비교적 안전하다고 간주했다. 하지만 이번 조사에서 피부암, 검버섯, 기미 환자 중 60대가 가장 많았지만 (44%), 30대 12%, 20대 6%로 젊은 층도 안전하지 않음이 밝혀졌다.

두꺼운 남성 피부의 역설

평상시 스킨과 로션을 사용하지 않는 남성은 자외선에 그대로 노출된다. 여성에 비해 야외 운동이 상대적으로 많으므로 자외선에 노출될 기회가 많은데, 남성 피부의 각질층은 여성에 비해 두껍고 잦은 면도로 각질층의 손상이 잘 생긴다. 피지와 각질이 많은 피부는 자외선에 더욱 빨리 반응하기 때문에 잡티와 피부 손상이 쉽게 발생한다.

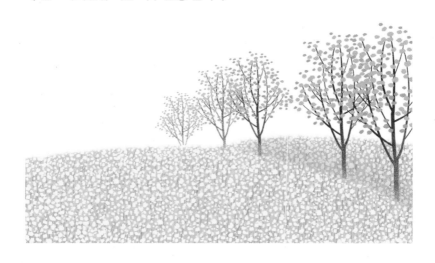

05

계절에 따른
자외선 차단제 선택 가이드

1) 봄 : 자외선에 의한 피부 손상 줄이기

"봄볕은 며느리 주고 가을볕은 딸에게 준다."는 옛말이 있다. 봄 햇살
은 여름보다 자외선 지수는 낮지만 피부에는 더 치명적이다. 겨우내 자

외선에 대한 방어력이 현저히 떨어진 피부가 갑자기 강한 봄 자외선에 노출되면 피부는 적은 자극에도 쉽게 손상된다. 여름보다 봄에 더 주의해야 하는 이유다. 특히 UVA는 피부 표면에만 영향을 미치는 UVB와 달리 피부 깊숙이 침투하므로 탄력섬유를 파괴하고 변형시킨다. 그래서 봄볕을 많이 받으면 피부 탄력이 감소해 주름이 쉽게 생기고, 멜라닌 색소가 침착되어 기미나 주근깨 등의 색소가 더 짙어질 수 있다.

• 지속적인 수분 공급

자외선에 장기간 노출된 피부는 수분 부족으로 건조하고 탄력을 잃는데, 이때 주름이 생기면서 피부 노화가 진행된다. 따라서 피부에 수분을 꾸준히 공급하는 것이 좋다. 커피, 녹차와 같이 이뇨 작용을 하는 음료 대신에 물을 하루 8잔 이상씩 마시고, 수분 크림을 수시로 덧발라 주는 것이 좋다.

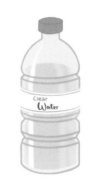

• 외출 시간을 고려하자

자외선이 많은 오전 10시~오후 2시 사이엔 야외 활동을 피하고 맑은 날 외출할 때는 양산을 쓰고 다니는 것도 좋다. 평소에 선글라스, 양산, 모자 등을 활용하면 자외선 차단에 큰 효과가 있다. 모자는 얼굴 부위의 자외선을 차단해 주는 일등 공신이다. 안구에

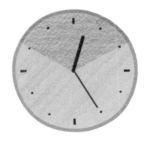

도달하는 자외선을 차단하기 위해서 선글라스 이외에 모자와 양산을 이용하여 자외선을 차단해야 한다. 선글라스는 자외선 차단 효과가 있는 제품을 선택하자.

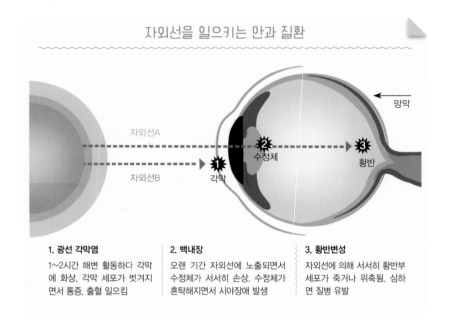

자외선을 일으키는 안과 질환

망막

자외선A

수정체

3
황반

1
각막

2

자외선B

1. 광선 각막염
1~2시간 해변 활동하다 각막에 화상, 각막 세포가 벗겨지면서 통증, 출혈 일으킴

2. 백내장
오랜 기간 자외선에 노출되면서 수정체가 서서히 손상. 수정체가 혼탁해지면서 시야장애 발생

3. 황반변성
자외선에 의해 서서히 황반부 세포가 죽거나 위축됨. 심하면 질병 유발

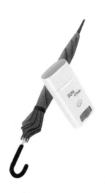

• 비 오는 날도 자외선 차단제는 필수!

비가 오거나 흐린 날에도 맑은 날 대비 70% 정도의 자외선이 존재하므로 자외선 차단제를 꼭 사용해야 한다. 또한 자외선은 얼굴 외에도 목, 팔, 입술에까지 영향을 준다. 얼굴만 자외선 차단을 해 주는 것보다 손과 목처럼 다른 노출 부위에도 세밀한 관리가 필요하다.

• 채소와 과일을 섭취하자

기미나 주근깨 등의 색소성 피부 문제가 있
는 사람은 자외선에 노출되면 악화된다.
색소침착을 막기 위해서 달걀, 두부,
등 푸른 생선, 신선한 과일과 채소,
견과류를 섭취하면 도움이 된다. 이들
식품에는 광노화를 예방하는 항산화 성
분과 비타민 A, C, E 등이 풍부하게 들어
있기 때문이다.

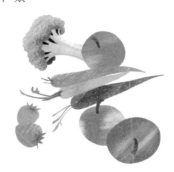

2) 여름 : 자외선 지수가 가장 강한 계절, 현명한 선케어 방법

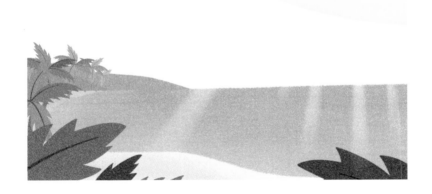

여름은 자외선 지수가 가장 강한 계절이다. 자외선 B가 강해서 일광
화상을 입기도 쉽다. 일광화상은 보통 6시간 이상 지난 후에야 증상을
느끼기 때문에 실제 햇볕을 받을 땐 괜찮다고 생각하는 경우가 많다. 이

에 더해 많은 땀과 피지로 다른 계절보다 각종 피부 질환(아토피 피부염, 여드름, 땀띠 등)과 색소침착, 잔주름 등이 잘 생긴다. 따라서 외출 30분 전에 미리 자외선 차단제를 꼼꼼하게 바르고, 야외에 있는 동안에는 매 2~3시간마다 다시 발라 주어야 한다.

• 약산성인지 따져 볼 것!

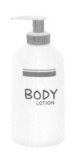

땀이나 오염물로부터 피부를 청결히 하되 과도한 피부 자극 및 비누와 같은 알칼리성 세제의 사용을 피하고, 약산성 샤워젤을 선택하는 것이 좋다. 여름철 청결을 위해 잦은 샤워는 좋지만 비누를 과도하게 사용하는 것은 좋지 않다. 강알칼리성인 비누에 의해 약산성이었던 피부의 산도(pH)가 알칼리성으로 바뀌면서 피부의 저항력이 감소하고, 피부 지질을 빼앗기면서 피부가 오히려 건조해지기 때문이다. 피부의 탄력과 윤기도 현저히 떨어진다.

• 생활환경 관리 및 균형 유지

실내외 온도, 습도의 균형을 맞추는 것이 좋다. 급격한 온도 변화는 몸의 저항력을 떨어뜨리기 때문이다. 여름에도 보습제가 필요하다. 피지는 많지만 피부 속은 건조할 수 있으므로 세안 후 건조함을 느낀다면 보습제를 사용하는 것이 좋다.

- 자외선 차단제를 자주 발라라

일조시간과 일조량이 모두 많은 계절이므로 자외선 차단제를 자주 발라야 한다. 야외에서는 2~3시간 간격으로 바르고 물놀이나 땀으로 닦인 경우에는 즉시 발라 주어야 한다.

- 가급적 자외선이 강한 시간대에는 외출을 피하라

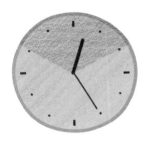

자외선이 가장 강한 시간대는 오전 10시에서 오후 2시 사이이다. 이때는 가급적 외출을 삼가는 것이 좋다.

- 지성 피부는 매트한 선 제품을 선택하라

지성 피부는 여름철에 피지 분비량이 급증하므로 유분이 적고 매트한 자외선 차단제를 선택하라. 유기 자외선 차단 성분은 땀과 섞여 눈에 들어가면 자극을 줄 수 있으니 조심하는 것이 좋다.

- 외출할 때 모자나 양산을 활용하라

외출할 때 모자나 양산을 활용하면 자외선 차단에 큰 효과가 있다. 특히 얼굴 및 안구에 들어오는 자외선을 잘 차단해 준다.

3) 가을 : 자외선 후유증으로부터 벗어나기

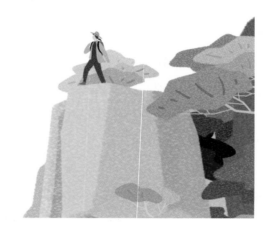

여름 내내 강렬한 자외선, 과다한 땀과 피지 분비 등에 시달린 피부는 가을이 되면서 기미와 주근깨, 잡티 같은 색소침착이나 주름 등의 후유증에 시달리는 경우가 많다. 또한 장기간 자외선에 노출된 두피의 손상에 의해 일시적인 탈모 현상이 나타나기도 한다.

• 보습력이 충분한 자외선 차단제를 사용하라

건조한 가을은 찬바람과 수분 부족으로 피부 저항력이 감소한다. 보습제가 포함된 자외선 차단제를 사용하라. 여름에는 유분이 거의 없는 산뜻한 제형을 선호하지만, 건조한 가을에는 어느 정도의 유분이 필요하다. 자외선 차단제 중에 보습 성분이 충분히 함유된 제품을 찾아보길 권한다.

여름에는 차단 지수가 높은 자외선 차단제를 사용하지만, 가을에는 상대적으로 차단 지수가 조금 낮아도 PA는 높은 제품을 선택하는 것이 좋다. PA는 자외선 A의 차단 정도를 의미한다. 특히 화장품 중 빛에 민감하게 작용하는 레티놀이나 AHA 성분이 들어 있는 제품은 반드시 PA 지수를 확인해야 한다. 자외선 A는 실내 유리창을 투과할 뿐 아니라 흐린 날에도 대부분 살아 있어 피부의 진피층까지 침투한다. 따라서 가을철에도 최소한 SPF 35, PA+++ 이상의 제품을 선택하고 외출이 길어지면 반드시 재도포해야 한다.

4) 겨울 : 피부 노화를 막는 효과적인 자외선 차단법

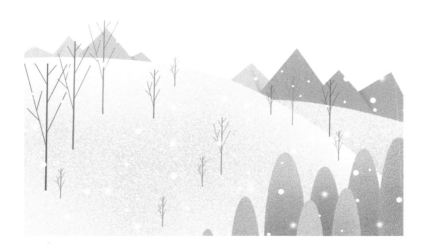

피지와 땀 분비가 감소하며 피부가 거칠어지고 건조해지는 계절이다. 겨울철 피부 관리를 소홀히 하면 건조와 자외선으로 노화가 급격하게 진행될 수 있다. 따라서 겨울철에는 보습제를 잘 바르고 자외선 차단제도 빼놓으면 안 된다. 계절별 자외선 차단제 사용 가이드를 읽다 보면 지금쯤 눈치챘겠지만 자외선 차단제는 1년 내내 사용하는 습관이 필요하다. 자외선은 구름과 안개가 낀 날, 눈과 비가 오는 날에도 피부에 영향을 주기 때문에 집 안에서도 자외선 차단제는 필요하다. 특히 겨울 산행이나 스키 등의 겨울 스포츠를 즐긴다면 자외선 차단제는 필수.

• 겨울에도 자외선 차단제를 사용하라

겨울은 여름에 비해 자외선의 강도가 약해진다. 그러나 파장이 긴 자외선 A가 지표면에 도달하는 양은 여름철과 거의 유사하다. 자외선 A에 장기간 노출되면 색소침착과 피부 노화를 유발시켜 피부가 손상된다. 일상생활용 자외선 차단 지수는 SPF 15 이상이 적당하다. 스키나 골프와 같은 야외 활동 시에는 SPF 30, PA++ 이상의 제품을 선택해야 한다. 겨울철 야외에 쌓인 눈이나 얼음은 자외선의 85%를 반사한다. 해발 1,000m 고산지에 있는 스키장은 지표면보다 15%나 자외선이 강하다. 겨울철 야외 활동 시에도 2~3시간마다 자외선 차단제를 도포하는 게 좋다. 자외선 차단제 중에 보습 성분이 충분히 함유된 제품이 있다면 금상첨화!

• 눈 오는 날은 자외선 지수가 높아진다

자외선 지수는 적도 부근으로 갈수록, 고지대일수록, 내륙보다 해안지역, 도시보다 지방이 더 강하다. 스키장이 아니어도 눈이 쌓여 있는 경우에는 햇볕의 약 85%를 반사하므로 피부에 자극을 주고 특히 색소성 질환(기미, 잡티 등)을 유발할 수 있다.

🎿 스키장 Q&A

Q 스키장에서 고글 등을 착용해야 할까?

A 눈에 반사되는 햇볕은 망막 등에 더 많은 양의 빛을 전달할 수 있다. 짧은 시간의 노출에도 심하면 망막 손상, 영구적인 시력 손상을 일으킬 수도 있다. 등반가의 경우 고글을 착용하지 않은 상태에서 눈에 반사된 햇볕에 장기간 노출되면 시력이 손상된다. 겨울철 스키를 탈 때도 선글라스나 고글은 필수이다. 선글라스에는 SPF 지수를 사용하지 않고 '자외선(UV, Ultraviolet Ray) 파장 몇 나노미터를 몇 % 차단한다'라는 표현을 쓴다. 자외선의 파장은 280~400㎚이므로, 선글라스나 렌즈의 UV 400㎚ 100%는 400㎚ 이하의 자외선을 완벽하게 차단한다.

Q 스키장에서 광대뼈나 콧등
의 피부가 더 잘 타는데, 적절
한 자외선 차단법은?

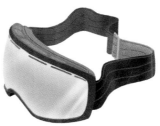

A 8시간 이상 자외선에
노출되면 콧등은 물론 볼 아랫부
분과 턱까지 색소침착이 발생한다. 코
와 볼은 고글과 목 토시로 보호하는 것이 좋다.

06

T·P·O에 따른
자외선 차단제 선택 가이드

T·P·O에 따른 SPF 선택 가이드

- 하루 종일 집에 있다면? SPF 15 이상. 모이스처라이징 제품이 바람직하다.
- 1~2시간 산책을 한다면? SPF 30 이상. 모자는 자외선 차단 효과를 높인다.
- 바다 등 하루 종일 야외 활동 예정이라면? SPF 50 이상. 챙 넓은 모자와 선글라스는 필수.
- 비 오는 날이라면? SPF 30 이하. 부드러운 로션 타입이 적당하다.

1) Time : 반드시 기억해야 할 자외선 차단제 사용 시간

• 외출 30분 전에 자외선 차단제 바르기

화학적 자외선 차단제는 제대로 역할을 발휘하려면 피부에 흡수되는 시간이 필요하다. 차단 성분이 피부 표면에 균일한 상태로 흡착되기 위해서는 최소 15~30분 정도의 시간이 필요하다.

- 2시간마다 덧바르기

여러 논문의 실험 데이터를 종합해 보면, FDA에서 권장하듯 2시간마다 덧바르는 것이 좋고, 처음 바른 직후 20분 뒤에 한 번 더 바르면 차단 효과가 더욱 상승한다. 대다수의 사람이 실제 얼굴에 바르는 자외선 차단제의 양은 권장량의 4분의 1밖에 되지 않는다. 적은 양을 바르는 만큼 실제 차단 효과도 제품에 표기된 차단 지수의 3분의 1에서 4분의 1 정도밖에 못 미친다. 예를 들어 SPF 20 제품을 권장량보다 4분의 1 수준으로 바르면 차단 효과는 1시간밖에 되지 않는다. 게다가 차단제를 바른 후 땀이나 바람, 손동작 등에 의해 씻겨 나가는 양을 고려한다면 매일 아침에 바르는 SPF 20 제품의 일광화상 차단 효과 지속 시간은 1시간도 채 안 되는 것이다. 더욱이 바닷가에서 자외선이 강한 오전 10시~오후 2시 사이에 평소 습관대로 SPF 20 제품을 바르고 자신만만하게 자외선에 노출한다면 30분도 안 되어 일광화상을 입게 될 것이다.

광안정성 필터의 개발, 아보벤존과 디에칠헥실말레이트 2·6의 복합기술, 나프탈레이트와 옥시벤존과 같은 필터 복합기술 등으로 자외선 차단 필터의 안정성이 향상되었다. 또한 항산화제 등의 자외선 차단 보충제 첨가, 물리적 자외선 차단제의 나노화 및 함량 증가로 SPF 지수가 50 이상까지 상승하고, 워터프루프 제품의 등장으로 최근 출시되는 자외선 차단 제품의 반감기는 매우 연장되어 실험실 조건에서는 8~15시간까지 일광화상에 대한 자외선 차단 효과가 안정적으로 유지될 것으로 나타났다. 이러한 수치만 따져 보자면 자외선 차단제를 하루 한 번만 발라도 충분하고 덧바를 필요가 없어 보인다. 그러나 권장량에 못 미치는 실제 사용량과 물이나 땀, 모래 등에 씻겨 나가는 점 등을 고려하면 여전히 2~3시간 간격으로 덧바르는 것이 안전하다.

2) PLACE : 장소에 따른 자외선 차단제 선택하기

비 오는 날에도 자외선의 70%가 유지된다. 실내에 있어도 자외선으로부터 안전하지 않다. 투명 유리창은 자외선의 90%가 투과되고, 검은 유리창도 자외선의 70%가 투과된다. 커튼을 치면 어떨까? 커튼은 약 40% 투과된다. 실내에서 사용하는 조명은 안전할까? 형광등은 일광의 백만 분의 일 정도의 자외선만 함유하므로 안전하지만, LED 램프에서는 자외선이 일부 방출된다는 보고가 있는 만큼 실내에서도 자외선 차단제를 바르는 습관을 갖는 것이 좋다.

KEY POINT

장소에 따른 자외선 차단제의 선택 (반사율을 고려해야 한다)

장소	반사율(%)	자외선 차단제 등급
잔디밭	1~2	SPF 10 전후, PA+
테니스 코트	4~5	SPF 10~30, PA++
콘크리트	5~10	SPF 10~30 전후, PA++
모래밭	15~20	SPF 30 이상, PA++또는PA+++
스키장	80~90	SPF 30이상, PA++또는PA+++
수면 위	10~100	SPF 30 이상, PA+++

3) Occasion : 자외선 차단이 특히나 중요한 시즌

특히 여름철 바캉스 시즌에는 무엇보다 자외선 차단이 중요하다. 평소에는 잘 바르고 다니다가도 장시간 야외 활동을 하다 보면 잊어버리기 쉽기 때문. 물리적 자외선 차단제처럼 흡착되지 않고 겉도는 성분은 물에 쉽게 씻겨 나갈 수 있으므로 물에 들어가기 30분 전에 발라야 한다. 장시간의 야외 활동을 할 때는 SPF 지수가 높은 차단제를 자주 덧바르는 것이 중요하다.

스키와 보드를 즐기기 위해 스키장을 찾는 사람이 많은데, 스키장은 대체로 주변에 비해 기온이 낮고 눈에 의해 자외선의 80~90%가 반사되어 여름철 해안에서와 마찬가지로 다량의 자외선에 노출된다. 따라서 자외선에 의한 피부 손상으로 피부가 화끈거리는 느낌과 함께 열 손상이 발생할 수 있으며, 피부에 발생한 열로 인해 피부 속 수분이 증발하고 각질이 들떠 피부 표면이 건조하고 거칠어지는 느낌을 받을 것이다. 스키장에서 가장 중요한 것은 자외선 차단이다. 따라서 UVA와 UVB를 동시에 차단할 수 있는 SPF 50, PA+++의 제품을 사용하는 것이 좋으며, 바닷가에서와 마찬가지로 2~3시간 간격으로 덧발라 주는 것이 좋다.

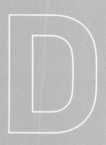

SECRET

D

자외선 차단제,
제대로 알고 쓰자

자외선 차단제는 365일, 평생 사용해야 한다.
자외선 차단제를 바르는 것만큼이나 중요한 게 클렌징이다.
피부 트러블은 자외선으로부터 생기기도 하지만
잘못된 클렌징 습관으로 발생하기도 한다.

01

이상적인 자외선 차단제의 기준

1) 완벽한 자외선 차단제를 만나는 방법

'자외선 차단제'를 검색하면 엄청난 양의 제품들이 뜬다. 시장이 급성장하면서 다양한 상품이 쏟아지고 제품의 기능 또한 가늠하기 어렵다. 무조건 SPF 50 제품을 고르는 소비자도 많다. 무턱대고 아무 제품이나 사용하다 피부 트러블을 겪고 자외선 차단제를 오히려 끊어 버리는 웃지 못할 사례도 보았다. 이제는 선별하는 안목이 중요해졌다.

여러 기능을 고려하기에 앞서 자신의 피부 유형에 맞는 자외선 차단제가 가장 좋은 것이다. 자신의 피부에 맞지 않고 피부염이나 여드름이 반복해서 발생하면 다른 종류의 자외선 차단제를 사용해야 한다. 가장 좋은 방법은 다른 제제나 브랜드를 알아보기 전 피부과 의사와 상담하는 것이다. 피부과에선 첩포 검사와 광첩포 검사를 통해 피부 특성에 걸맞은 제제를 권장한다. "화장품 부작용으로 굳이 피부과에 가야 하나?"

라고 생각해서는 안 된다. 자외선 차단제는 화장품과 함께 일 년 365일, 평생 사용해야 하기 때문이다.

이상적인 자외선 차단제의 조건

- 성분을 살펴라! 피부가 민감한 사람은 유기 자외선 차단제를 사용하면 눈 시림이나 여드름 악화 등의 문제를 겪을 수 있다. 내 피부 유형에 맞지 않는 성분이 함유되어 있는지 꼼꼼히 살핀 후에 구매하는 것이 좋다.

- 자외선 A, B를 모두 차단하는 제품을 선택하라. SPF 30 이상을 선택하고 2~3시간마다 덧바르자. 베이스 메이크업 제품은 자외선 차단제의 보조로만 사용할 것.

- 햇볕에 쉽게 분해되지 않고 차단 효과가 지속되어야 한다.

- Water resistance, 즉 물이나 땀에 의해 잘 지워지지 않아야 한다.

- 미용적으로 좋아 손이 자주 가는 제품이 좋다. 백탁이나 밀림 현상이 없고 깨끗하게 도포되어 피부 톤이 산뜻한지, 구입 전에 손등에 발라서 질감을 확인하는 것도 좋다.

- 활성산소를 제거하는 항산화제가 충분히 함유되어 있고 필터의 안전성이 있어야 한다.

2) 자외선 차단제, 제형도 다양하다

간단한 타박상에도 의사는 연고를 바를지, 파스나 스프레이를 뿌릴지, 주사를 맞고 약을 먹을지 등을 고려한다. 자외선 차단제 역시 제형이 중요하다. 피부 유형과 민감성, 색조와 알레르기가 있는지 등을 따져야 한다. 가령 심각한 피부질환이나 항암 과정에 있는 환자라면 자외선 차단제의 선택을 더 꼼꼼히 따질 것이다. 계절과 자신이 주로 활동하는 시간대와 환경에 따라 자외선의 강도가 다르고 인종별 피부색에 따라서도 선택이 달라질 수 있다.

미식품의학국(FDA)은 SPF 30은 어느 정도 안전성을 유지하며 자외선을 충분히 차단할 수 있다고 발표했다. 하지만 시중엔 SPF 50+ 제품도 많다. 그렇다면 SPF가 높다고 좋은 것일까? 그렇지 않다. 높은 SPF일수록 피부에 대한 유해성도 높아진다. SPF 50 이상은 일반 화장품과 달리 부작용이 발생할 가능성이 높다. 앞서 언급했듯 자외선은 활성산소를 만들어 DNA의 변형을 가져온다. 따라서 자외선 차단제는 활성산소 제거제(항산화제)가 풍부하게 배합된 제품이 좋다. UVB가 활성산소를 더 많이 만들어 내기에 UVA보다 UVB가 항산화제를 더 많이 감소시킨다.

우린 흔히, 섞일 수 없는 관계를 "물과 기름 같은 사이"라고 하지만 자외선 차단제는 유화제로 이 둘을 섞어 만든다. 자외선 차단제의 성분엔 유분과 수분이 모두 있는데 물에 기름을 타면 '수중유형(Oil in Water. O/W)', 기름에 물을 타면 '유중수형(Water in Oil. W/O)', 수성에 부드러운 실리콘 오일을 타면 'Water in Silicone Oil(W/S)'로 구분해 표기한다. 이런 유화형 제품은 피부에 바른 후 물이 증발해 자외선 차단제가 피부에 균일하게 퍼지면서 자외선을 차단한다.

O/W 제품의 특징

O/W 제품은 기본 상(phase)이 수상이기에 열에 의한 손상을 막고 착용감도 산뜻하지만 내수성은 낮다. 이 문제를 해결하기 위해 고분자의 피막 성분을 사용한다. 대표적인 성분으로는 PVP/eicosene copolymer, aluminium starch octenyl succinate, Polyquaternium-10, Acrylates/t-ocrtylpropeneamide copolymer, Polyethylene 등의 소재가 이용된다. 피막 형성제는 피부에 피막을 만들어 자외선 차단 효과 및 내수성을 높이는 장점이 있지만, 사용감이 무겁다는 단점이 있다.

- 로션, 크림 Oil-in-Water 또는 Water-in Oil emulsions의 형태로, 가장 혼히 쓰이는 기제.
- 젤 땀이나 물에 의해 쉽게 제거되므로 여드름 환자나 유분이 많은 피부에 유용하며, 털이 있는 부위(두피, 가슴)에 사용 가능하다.
- 스틱 국소 부위에 사용(입술, 눈 주위, 코 등).
- 스프레이 사용이 편리하지만 충분한 양을 도포하지 않는 경우가 많고 고르게 도포할 수 없다.

• 오일형

오일에 유기 자외선 차단제를 배합하면 자외선 B 차단 효과가 증가한다. 올리브 오일이 대표적이다. 최근에는 다양한 액상유를 배합해 효과도 좋고 사용감도 편한 제품이 시판되고 있다. 오일형은 피부에 대한 접착성이 높으므로 땀이나 먼지 등에 의해 소실되지 않는 장점이 있다.

• 유화형(크림/로션)

자외선 차단제 중 가장 일반적인 제형이다. 크림형은 끈적임이 없으며 산뜻하고 땀이나 물에도 잘 지워지지 않는다는 장점이 있다. 스킨과 로션 등의 기초 관리 제품을 바른 후에 피부에 얇은 막을 씌운다는 개념으로 골고루 바른다. 외출 30분 전에 사용하면 자외선 차단 효과를 극대화할 수 있다. 2~3시간 후에 덧바를 때는 이전의 크림을 물이나 티슈로 깨끗이 닦아 낸 후에 도포해야 한다. 로션 타입은 크림형에 비해 유분기가 적고 부드럽고 촉촉하게 발리므로 피지가 많은 지성 피부에 적합하다. 재질이 가벼워 화장품 사용에 익숙하지 않은 남성에게도 적절하다. 땀으로 지워졌다고 생각되면 티슈로 가볍게 눌러 닦은 후 다시 덧발라야 한다.

- 파운데이션형

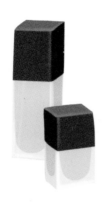

파운데이션형은 액상, 크림, 고형 파운데이션으로 분류한다. 백탁 현상이 있지만 자외선 차단 효과가 탁월한 무기 자외선 차단 성분에 다른 성분도 배합되어 있다. 이렇게 배합된 것에 유기 자외선 차단제까지 배합하면 UVA, UVB를 모두 잡을 수 있다. 참고로 자외선 차단 기능이 없는 파운데이션도 자체의 색소 성분에 의해 SPF 4~5 정도의 차단 능력이 있다.

- 스틱형

스틱형은 차단 효과를 높이기 위해서 수시로 재도포해야 한다. 기존 제품은 화장 후에 덧바르기가 쉽지 않았으나 스틱형 제품은 좁은 면적에 찍어 바를 수 있으므로 화장이 번지거나 지워져도 문제가 없다. 입술

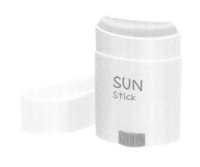

이나 눈가, 귀 등의 부분에도 사용하기 편하다. 밀폐 효과가 높은 왁스 성분이 베이스로 사용되기 때문에 건조한 눈 주위나 입가에 바르면 좋다. 스틱형은 수시로 도포가 용이하다는 것이 가장 큰 장점이다.

• 브러시형

촉촉한 질감을 느낄 수 있고 손에 묻히지 않고 브러시로 고르게 펴 바를 수 있다. 자외선 차단 기능 외에 수분 공급, 안티에이징, 미백, 주름, 메이크업 기능이 있는 다용도 제품이 시판되고 있다.

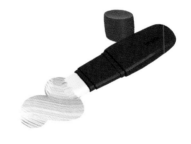

• 스프레이형

스프레이 타입은 작은 물방울 입자를 피부에 흡수해 차단 효과를 낸다. 단점은 분사 중 공기 중에 사라지거나 피부 흡착력이 적어 닦여 나가기도 쉽다는 것이다. 스프레이형은 바르는 용품의 보조용으로 사용하는 것이 좋다. 손쉽게 분사되므로 넓은 면적에 빠르게 도포할 수 있어 무더운 여름에 쾌적하게 사용할 수 있고 스포츠를 즐길 때나 운전할

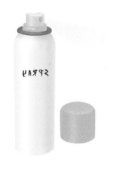

때 사용하면 편리하다는 장점이 있다. 손이나 얼굴에 묻는 이물감을 싫어하는 사람에게 좋다. 하지만 얼굴에 바로 분사하면 흡입될 수 있기에 적당량을 손바닥에 뿌린 후 스킨을 바를 때처럼 가볍게 두드려 주는 것이 좋다. 손이 더럽다고 판단되면 20㎝ 정도 떨어져 분사해야 한다. 분사 전후 소실되는 양이 많기 때문에 자외선 차단 기능을 함유한 메이크업 베이스, 크림, 파운데이션, 팩트, 파우더 등의 복합 제품과 함께 사용하는 것이 좋다.

• 스펀지형

자외선 차단제를 덧바르는 걸 꺼리는 가장 큰 이유는 손에 묻는 불편함 때문이다. 손에 묻힐 필요가 없으므로 외출할 때도 간편하게 사용할 수 있다. 스펀지에 자외선 차단제가 적셔져 있거나 펌핑하여 스펀지에 적시는 제품이다.

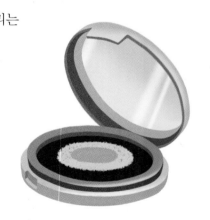

- 파우더형

가장 큰 강점은 메이크업이 두꺼워지지 않는다는 점. 선팩트의 경우 외출 후에 다시 바르면 피지와 성분이 합쳐져 화장이 두꺼워진다. 스프레이형과 함께 소비자들이 선호하는 제품이지만, 크림형보다 자외선 차단 효과는 낮다.

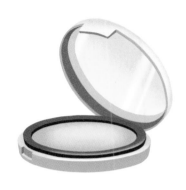

- 선밤

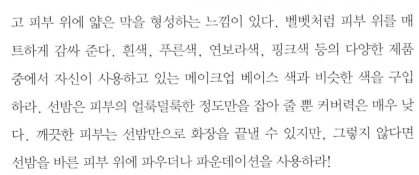

튜브 타입과 달리 화장품 용기에 보관된 고형(크림 타입)으로 퍼프를 이용해 사용한다. 번거롭게 손으로 바르지 않고 덧바를 수 있다는 장점이 있다. 스킨케어의 마지막 단계에서 사용한다. 선밤은 자외선 차단과 함께 메이크업 프라이머의 역할을 한다. 발랐을 때 모공을 감싸 주고 피부 위에 얇은 막을 형성하는 느낌이 있다. 벨벳처럼 피부 위를 매트하게 감싸 준다. 흰색, 푸른색, 연보라색, 핑크색 등의 다양한 제품 중에서 자신이 사용하고 있는 메이크업 베이스 색과 비슷한 색을 구입하라. 선밤은 피부의 얼룩덜룩한 정도만을 잡아 줄 뿐 커버력은 매우 낮다. 깨끗한 피부는 선밤만으로 화장을 끝낼 수 있지만, 그렇지 않다면 선밤을 바른 피부 위에 파우더나 파운데이션을 사용하라!

기초화장을 한 후에 선밤만 바른 상태에서 외출하고 그 위에 덧바르면 무리가 없다. 그러나 선밤을 바른 뒤에 메이크업을 덧바를 경우 밀리거나 뭉침 현상이 나타난다. 파우더에 비해 크리미한 질감의 제형을 피부 위에 바르기 때문. 따라서 메이크업을 한 상태에서 선밤을 덧바를 땐, 클렌징 티슈로 메이크업을 닦아 내고 사용하는 것이 좋으며, 제형의 특성상 덧바를 때 퍼프의 먼지가 피부에 묻어날 수 있다는 단점이 있다. 피부 전체를 매트하게 감싸 주기 때문에 건성 피부는 답답하다는 느낌이 있으나 지성 피부에는 적합하다. 자외선 차단제는 일정 두께 이상이 되어야 효과가 있으므로 얇게 발리는 선밤은 여러 번 발라 줘야 한다.

- 선팩트

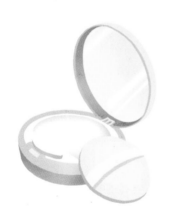

선팩트는 메이크업 위에 덧바르거나 자외선 차단제 기능에 힘을 더해 주는 자외선 차단제다. 크림 타입은 늦은 오후에 다시 바를 땐 뭉치고 밀려 불편한데 팩트 타입은 메이크업 후에 가볍게 덧바를 수 있어 적합하다. 또한 자외선 차단 및 피부 톤 보정 효과도 얻을 수 있다. 선팩트는 피지 분비가 많은 여름철에도 가볍고 얇게 발린다. 피부 흡착력이나 지속력이 높아 땀에도 잘 지워지지 않는다.

선팩트는 선밤과 달리 제품에 따라 커버력에 차이가 있다. 여름에 선크림을 선팩트로 대체할 경우에 다른 계절보다 자주 덧발라 줘야 하므로 얇고 가볍게 발리는 제품을 사용하면 뭉치거나 밀리지 않는다. 대부분 얇고 부드럽게 발리므로 덧바르는 데 문제가 없다. 자외선 차단 기능은 2~3시간 정도 유지되므로 2~3시간마다 재도포해야 한다. 대부분 지속력이 높은 편이기 때문에 기름종이를 사용하지 않아도 된다. 다만 얇게 발리는 특성 때문에 충분한 자외선 차단 효과를 보기 어렵다. 야외 활동이 잦은 날엔 우선 자외선 차단제를 바르고 그 위에 선팩트를 덧바르면 자외선을 효과적으로 차단할 수 있다.

KEY POINT

자외선 차단제 제형

- **크림 타입** 흡수력과 사용감이 좋고 지속력 또한 뛰어나 차단 지수가 높다.

- **로션 타입** 흡수력, 밀착감이 좋지만 크림에 비해 얇게 도포되므로 차단력이 약하다.

- **겔 타입** 지속력은 강하지만 끈적임이 있다. 물에 강하므로 워터프루프 제품에 많이 활용된다.

- **선밤 또는 스틱형** 기미나 점이 많이 생기는 부위에 집중적으로 덧바를 수 있다.

- **스프레이** 도포 과정에서 공기 중에 사라지는 양이 많고 피부에 흡수가 어려워 표기된 SPF보다 한 단계 낮은 효능이다. 자주 덧발라야 하므로 수정 메이크업에 활용된다.

- **파우더** 크림 타입을 베이스로 바르고 1시간 정도 간격으로 덧바를 때 좋다.

3) 기능에 따라 골라 쓰는 자외선 차단제

자외선 차단제 시장이 커지면서 각양각색의 선 제품이 출시되고 있다. 메이크업 베이스 기능은 물론, 메이크업의 밀착력을 높이고 피부에 보습과 영양을 충전하는 스킨케어 기능까지 함유하여 출시되고 있는 것. 기존의 크림이나 로션 제형 대신 파우더, 스프레이, 스틱 등 메이크업 위에 수시로 덧바를 수 있는 제품까지 다양하게 선보이고 있다.

반대로 메이크업 기능을 강조한 자외선 차단제도 있다. 메이크업의 밀착성과 지속성을 높여 주는 것이 특징이며, 원형 파우더에 의해 빛이 산란하므로 주름을 감추어 주어 산뜻하고 자연스러운 피부 연출을 도와준다. 피부를 매끄럽고 촉촉하게 유지하기 위해 히알루론산 등의 보습 성분이 첨가된 제품도 있고, 겨울철 건조한 피부를 위해 피부장벽성분(세라마이드, 콜레스테롤, 지방산)을 고농도로 함유한 자외선 차단제도 개발되었다. 이러한 제품들은 자외선 차단 효과와 더불어 보습 효과까지 얻을 수 있어 건조하고 민감한 피부에 도움이 된다.

화장품에 의한 광보호

- **파운데이션** 중 화학적·물리적 자외선 차단 성분이 함유될 경우 광보호 역할을 함
- **파우더**는 자외선 차단제 위에 바르면 광보호 기능을 증가시킴
- **보습제**는 자외선 차단 성분이 일반적으로 포함됨
- **불투명한 립스틱**은 광보호 능력이 뛰어남
- **아이 섀도우**에도 다양한 광보호 성분이 함유됨

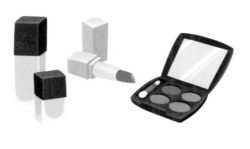

[자외선 차단제와 메이크업 제품]

종류		자외선 B 차단 비율
자외선 차단제	SPF 15	94.0%
	SPF 30	96.7%
	SPF 40	97.5%
파운데이션		90%~97% (SPF 10 ~ SPF 30)
립스틱		90%~95% (SPF 10 ~ SPF 20)

아이 섀도우에 포함된 광보호 성분

- 산화 철(iron oxide)
- 카민(carmine)
- 미카(mica)
- 망가니즈바이얼릿(manganese violet)
- 구리(copper), 알루미늄(aluminum), 은파우
  더(silver powder)

- 티타늄옥사이드(titanium oxide)
- 감청(iron blue)
- 비즈머스옥시클로라이드(bismuth oxychloride)
- 크롬 옥사이드(chrome oxide)
- 수화물(hydrate)
- 군청(ultramarine blue)

☀ 자외선 차단제의 명칭

Q Suncut, Sunscreen, Suncream, Sunblock 어떤 것이 맞는 이름일까?

A Sunblock은 FDA Sunscreen monograph에서 인정하지 않는 이름이다.

Q Sunscreen, 국가별로 어떻게 규정할까?

A 미국에서는 OTC 의약품으로 규정하며, 16종류의 활성성분이 포함된 제품이 시판되고 있다.

유럽, 남미, 아시아, 아프리카에서는 화장품으로 규정하며 미국에 비하여 승인이 쉽다.

• 자외선 차단제의 3가지 명명법

① International Nomenclature of Cosmetic Ingredients(INCI): 화장품 성분에 대한 국제 명명

② United States Adopted Name (USAN): 미국의 명명

③ 상품명 예) INCI: Methoxy Dibenzoylmethane, USAN: Azobenzone, 상품명: Parsol 1789

최근엔 화장품 입자에 나노 기술이 적용되었다는 화장품 광고를 쉽게 볼 수 있다. 그런데 나노 화장품을 사용하면 나노 물질이 피부에 흡수되어 혈관을 타고 온몸 구석구석 유해물질을 옮긴다는 소위 '나노 괴담'도 심심찮게 볼 수 있다. 실제 1나노미터(㎚)는 $1/10^{-9}$m 크기로 머리카락 굵기의 50,000분의 1 정도고 원자 3개 정도의 크기다. 화장품의 입자가 나노 사이즈가 되면 가시광선의 반사는 최소화하면서 자외선 차단 효과는 그대로 유지할 수 있다. 그런데 1999년 미식품의학국(FDA)이 나노 물질의 자외선 차단제를 허가한 이후 안전성과 관련한 두 가지 이슈가 있다. 첫째는 피부 속으로의 흡수이고, 둘째는 독성 문제이다.

1997년 나노 물질(zinc oxide와 titanium dioxide)을 이용해 DNA 원형을 자외선으로 처리한 결과, 반응산소종(hydroxyl radical)이 생성되었다. DNA에 손상을 줄 수 있는 물질인 것이다. 지금까지의 데이터에 의하면 나노 물질이 DNA에 문제를 일으킨다는 것은 맞지만, 실험실에서의 결과였을 뿐 실제 인체에도 동일한 부작용이 생기진 않았다. 다양한 연구 결과에 의하면 나노 물질이 깊은 진피층까지 흡수되었을 때 부작용을 일으키는데, 나노 물질은 각질층을 통과하지 못했다. 따라서 나노 기술이 적용된 차단제도 안전한 것으로 보인다. 다만, 일광화상 등으로 피부가 손상된 상태이거나 장기간 자외선에 노출되었다면 나노 물질이 피부 깊은 곳(진피층)까지 도달할 가능성이 있으므로 일광화상 등으로 표피가 박탈된 경우엔 주의가 필요하다.

02

자외선 차단제,
이렇게 발라야 한다

자외선 차단제는 피부에 막을 씌운다는 느낌으로 꼼꼼히 발라 줘야 한다. 스킨케어의 마지막 단계에서 햇볕에 노출되기 쉬운 얼굴, 목, 팔, 다리까지 잊지 않는 것이 중요하다. 피부 결을 따라 부드럽게 발라 주며, 특히 T존 부위는 두드리듯이 세밀하게 도포해야 한다. 돌출된 부위(광대, 콧등, 이마)는 가장 먼저 두드리면서 도포하라.

PLUS TIP

자외선 차단제, 이렇게 활용하자

- 신체 부위에 따라 알맞은 제형의 자외선 차단제를 선택한다.
- 얼굴, 목, 상체, 손에는 자외선 차단제를 포함한 보습제를 사용한다.
- 자외선 차단제가 포함된 립밤과 립스틱을 사용하라.
- 피지가 많은 남성은 매트한 제형의 자외선 차단제를 사용한다.

- 손에는 4분의 1 정도의 소량을 바르고, 얼굴과 목, 귀에는 충분한 양을 사용한다.
- 얼굴뿐 아니라 목(후면 포함), 귀(후면 포함), 앞가슴에 일상적으로 자외선 차단제를 사용한다.
- 긴소매 옷, 긴바지, 모자, 스카프, 우산과 같이 자외선을 차단하기 위해 의복을 착용한다.

1) 하루에 몇 번 도포해야 하나

햇살이 뜨거운 날 야외에 나갈 때만 선택적으로 자외선 차단제를 바르는 이들이 많다. 하지만 자외선은 계절과 날씨를 가리지 않는다. 자외선 차단제를 매일 아침 바르는 습관을 지녀야 한다. 심지어 외출하지 않는 날에도 발라야 하며, 흐린 날에도 SPF 15 이상의 자외선 차단제를 도포해야 한다. 가급적 2~3시간마다 바르는 것이 좋지만 땀이 많이 나지 않는 실내에서 생활하는 경우에는 아침에 한 번, 오후에 점심 먹고 한 번 바르면 된다. 그러나 야외 활동을 하거나 물에 씻겨 나가는 경우엔 2~3시간마다 재도포하라.

자외선 차단제를 처음 바른 직후에 측정한 SPF 지수와 두세 시간 이후에 측정한 SPF 지수는 별 차이가 없을 수 있다. 그러나 자외선 차단제의 반감기를 넘어서는 시간부터는 한 번 바른 그룹은 2시간 간격으로 재도포한 그룹에 비교해 일광화상을 더 많이 입는다. 화장한 피부 위에 자외선 차단제를 사용할 경우에는 피지와 노폐물을 먼저 제거한 후에 도포해야 한다. 콤팩트형 파운데이션을 사용해도 무방하다.

2) 자외선 차단제, 언제 발라야 할까

광노화의 주범인 UVA는 흐린 날에도 대부분 살아 있고, 실내에도 침투한다. 즉 계절과 상관없이, 실내 생활을 주로 하더라도 1년 365일 자외선 차단제를 바르는 것이 좋다. 적도 부근이나 고지대일수록 자외선지수가 높고, 내륙보다는 해안 지역이, 도시보다는 시골이 더 강하다. 따라서 스키장이나 바닷가에서는 눈과 모래에 반사되는 자외선까지 신경 써야 한다. 무기성분의 자외선 차단제는 외출 전에만 발라도 효과가 충분하다. 하지만 유기 자외선 차단 성분은 피부 안에서 자외선을 화학적으로 중화하기 때문에 균일하게 흡착되기까지 최소 15~30분이 소요된다. 따라서 외출하기 30분 전에 미리 바르고 외출해야 한다. 물놀이를 갈 때는 1시간 전에 바르는 게 좋다. 특히 차단제가 균일하게 흡착되지 않은 상태에서 자외선에 노출되면 피부가 얼룩덜룩 지저분하게 탄다. 제대로 흡착되지 않는 성분은 물에 쉽게 씻겨 나갈 수 있으므로 해수욕장 등 물놀이를 갈 때는 1시간 전에 골고루 바르는 것을 잊지 말 것!

• 외출 30분 전이 가장 효과적이다

노출되는 모든 피부에 골고루 바르며, 외출하기 30분 전에 사용하면 완전히 흡수된다. 특히 입술, 목, 귀 부위에도 바르는 것을 잊지 말라.

• 2~3번에 나눠서 발라라

권장량($2mg/cm^2$)을 한꺼번에 도포하는 것은 생각보다 쉽지 않다. 2~3회에 나누어 제형을 피부에 골고루 펴 바르고 가볍게 두드려 균일한 상태로 흡착되게 하라!

• 스킨케어 마지막 단계에 바르는 것이 좋다

실험에 따르면 세안 후 자외선 차단제를 바로 바른 것보다 기초 스킨케어 제품(크림 또는 로션)을 바른 후 자외선 차단제를 바르는 것이 더 균일하게 도포되는 것으로 나타났다.

하루 한 번 자외선 차단제?

"하루 한 번만 발라도 종일 유지된다."고 광고는 우리를 혼란스럽게 한다. SPF 35는 6시간, SPF 50은 9시간 정도 차단 효과가 있으므로 덧바를 필요가 없다고 하는데, 과연 믿어도 될까? 단순 수치로만 해석한다면 하루 한 번만 발라도 충분하다. 그러나 실제는 권장량에 못 미치는 사용량을 바르거나, 물이나 땀 등에 의해 제거되는 경우가 많아서 한 번 도포로는 부족한 경우가 대부분이다. 화학적 산화작용 또한 무시할 수 없다. 지금껏 보고된 논문에 의하면 자외선 강도나 사용된 차단 지수와 상관없이 재도포하는 것이 피부를 안전하게 보호하는 길이다.

3) 자외선 차단제, 바르는 양도 중요하다

제품에 표기된 SPF 지수만큼의 효과를 얻기 위해서는 충분한 양(2mg/cm²)을 도포해야 한다. 한국인 남자의 평균 얼굴 크기가 419cm²이므로 2mg/cm²을 바른다면 총 838mg, 즉 0.838g을 발라야 한다. 여자는 남자보다 얼굴이 작아서 평균 371cm²이므로 742mg, 즉 0.742g을 발라야 한다. 이론상으로는 그렇지만 실제 생활에서 매번 저울에 달아 보고 양을 정할 수는 없으니 하단의 '티스푼 법칙'을 참고하여 응용해 보자.

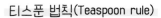

티스푼 법칙(Teaspoon rule)

- 얼굴, 목, 팔(우/좌측) : 각각 티스푼 반 이상(1 teaspoon = 6㎖)

- 얼굴만 바를 경우, 검지 한 마디 이상의 양을 2~3번에 나눠서 두드리
  며 바른다.

- 체간(앞/뒤), 다리(우/좌측): 각각 티스푼 하나 이상을 도포

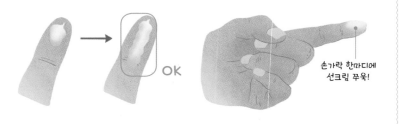

OK

손가락 한마디에
선크림 꾸욱!

백탁 현상을 유발하는 자외선 차단제, 피해야 할까?

백탁 현상이 심한 무기 차단제의 경우, 필요량보다 적게 바르는 경향이 있다.
한 조사에 의하면 무기 차단제의 평균 사용 두께는 0.94mg/㎠로서 유기 차단
제의 평균 사용 두께 1.48mg/㎠보다 훨씬 적었다. 그런데 100% 유기 자외선
차단제는 백탁 현상은 없지만 눈이 시릴 수 있다. 최근엔 백탁 현상이 거의 없
는 무기 자외선 차단제도 개발되어 시판되고 있으니 구입하기 전에 테스트해
보고 선택하는 것이 좋다. 눈두덩, 헤어 라인, 귀, 목, 가슴 부위는 제외되기 쉬
운 부위이므로 세심하게 도포하자. 두드리면서 바르면 문지르는 것보다 더 고
르게 발린다. 얇게 여러 겹 덧바르면 충분한 두께와 양을 번들거리지 않게 바
를 수 있다. 따라서 도포 부위마다 용량을 조금씩 나누어 손가락 끝으로 얇게
막을 만들 듯이 두드리면서 여러 겹 도포하라!

[자외선 차단제의 도포량에 따른 SPF의 변화]

SPF	2.0mg/cm²	1.5mg/cm²	1.0mg/cm²	0.5mg/cm²
2	2.0	1.7	1.4	1.2
4	4.0	2.8	2.0	1.4
8	8.0	4.8	2.8	1.7
15	15.0	7.6	3.9	2.0
30	30.0	12.8	5.5	2.3
50	50.0	18.8	7.1	2.7

[피부 부위별 면적]

구분	남성			여성		
	한국인	서양인	비율	한국인	서양인	비율
얼굴	419	453	92%	371	380	98%
팔(하완)	1121	1460	77%	947	1067	89%
손	924	1070	86%	779	870	90%
다리(종아리)	2187	2710	81%	1943	2300	84%
발	1224	1380	89%	1038	1210	86%

4) 메이크업 시 어떻게 발라야 하나

자외선 차단제는 메이크업을 하지 않은 상태에서 바르는 것이 정석이다. 자외선 차단제를 깜박했다면 메이크업을 수정한 후 발라 주는 것이 좋다. 우선 화장솜에 로션을 묻혀 메이크업을 살짝 닦아 낸다. 자외선 차단제를 얼굴에 고루 바르고 퍼프에 파우더를 묻힌 후에 얼굴에 가볍게 눌러 주는 수정 메이크업을 하라! 자외선 차단 성분이 함유된 비비

크림이나 팩트형 파운데이션을 사용해도 무방하다. 운동으로 땀을 흘렸을 땐 수정 메이크업이 거의 불가능하다. 일부만 수정해 다시 덧바를 수 없기에 메이크업을 모두 지운 후, 자외선 차단제를 발라 메이크업을 하는 것이 좋다.

각질이 있거나 피부가 붉어지고 발진 또는 수포, 가려움증이 심한 민감성 피부를 가진 사람은 자외선 차단제를 바르는 것이 두려울 것이다. 하지만 그런 피부일수록 자외선으로 색소침착, 주름이 더 쉽게 생긴다. 민감성 피부는 무엇보다 PABA Free 제품을 사용해야 하는데 최근에는 PABA가 함유된 제품들이 시중에서 거의 사라지고 있어 다행이다. 가급적 자극이 없는 100% 무기 자외선 차단제를 사용하는 것이 좋다. 이미 염증이 있다면 염증을 완화하는 스폿 제품을 이용해 염증을 진정시킨 이후에 자외선 차단제를 발라야 한다. 간단한 팁으로는, 녹차 티백을 냉장고에 넣어 두었다가 자외선 차단제를 바르기 전 토너 단계에서 피부에 30초간 올려 두면 피부 진정에 도움을 주며, 피부를 건강하게 지킬 수 있다.

PLUS TIP

중요한 것은 수치가 아니라 덧바르는 횟수다!

메이크업한 상태라면 자외선 차단제를 재도포하기가 쉽지 않다. 이럴 땐 자외선 차단제 기능이 있는 파우더나 팩트를 3시간마다 재도포하는 것이 좋다. 장시간 야외에 있는 경우 이보다 짧은 간격으로 재도포해야 한다. 덧바르기 쉬운 선팩트, 선파우더, 선스프레이 등을 활용하는 방법도 있다. 햇볕이 강해서 자외선 차단제만으로 안심이 되지 않는 경우에는 선글라스, 모자, 양산, 긴소매 옷 등 물리적 차단을 활용하는 것이 좋다.

메이크업 Q&A

Q SPF 지수가 표시된 파운데이션을 사용하면 자외선 차단제를 바르지 않아도 될까?

A 파운데이션에 표기된 SPF 지수만큼의 효과를 얻으려면 많은 양을 발라야 하는데, 파운데이션을 그렇게 두껍게 바르기는 쉽지 않은 일이다. 따라서 자외선 차단제를 먼저 바르고 그 위에 파운데이션을 덧바르는 것이 좋다.

Q 메이크업을 한 후 차단제를 덧발라야 할 경우, 어떻게 하는 게 좋을까?

A 화장한 피부 위에 바로 덧바르지 말고 티슈나 기름종이로 얼굴 위 피지와 노폐물을 제거한 이후에, 수정 메이크업을 하듯 펴 발라야 한다. 그렇게 하면 자외선 차단제도 잘 흡수되고 노폐물 오염에 의한 피부 문제를 방지할 수 있다. 한꺼번에 많이 바르면 화장이 뜰 수 있으므로, 소량씩 얇게 펴 바르며 수시로 덧발라 주면 자외선 차단에 효과적이다.

Q SPF 20 자외선 차단제와 SPF 10 메이크업 베이스를 바르면 SPF는 30일까?

A 피부과 전문의마다 의견이 분분하다. 베이스나 파운데이션 등의 메이크업 제품은 자외선 차단에 필요한 양보다 훨씬 적은 양을 함유하고 있으므로 확실한 차단을 원하면 자외선 차단제를 별도로 도포하는 것이 좋다. SPF 30의 자외선 차단제와 SPF 15의 파운데이션을 바를 때는 어떨까? 일반적으로 자외선 차단제의 효과는 높은 수치를 따라가게 되므로 SPF 30 정도의 효과를 나타낸다. 높은 지수의 SPF가 최종적인

차단 지수가 된다. 20+10=30이라는 수학적인 계산은 불가능하지만 자외선 차단제를 바른 후에 자외선 차단 성분이 있는 파운데이션이나 콤팩트 파우더를 덧바르면 어느 정도 차단 효과를 높일 수 있다는 주장도 있다. 피부과 전문의는 자신에게 적합한 자외선 차단제를 골라 사용하고 재도포할 것을 권장한다. 물론 자외선 차단 성분이 함유된 파운데이션을 함께 사용하는 것은 어느 정도의 상승효과를 기대할 수 있다.

Check POINT

자외선 차단제 쇼핑 포인트

1. 고가 브랜드의 자외선 차단제를 구입한 후에 아껴 바르는 것보다, 중저가의 제품을 사 아낌없이 사용하라.

2. 민감성 피부는 성분을 확인하라. 민감성 피부는 티타늄디옥사이드(titanium dioxide)나 징크옥사이드(zinc oxide) 같은 물리적 자외선 차단 성분이 포함된 제품을 선택하라. 옥시벤존(oxybenzone), 아보벤존(avobenzone), 에칠헥실메톡시신나메이트(ethylhexyl methoxycinnamate) 등의 화학적 자외선 차단 성분은 피부 가려움의 원인이 된다.

3. 민감성 피부는 자외선 차단제를 바르기 전에 손목 안쪽에 발라 보는 것이 좋다. 손목 안쪽에 동전 크기로 자외선 차단제를 도포한 후에 발진 여부를 조사하라.

4. 건조하고 각질이 존재하는 건성 피부는 부드럽고 크리미한 질감의 메이크업 베이스 겸용 자외선 차단제를 구입하라.

5. 여드름과 피부 트러블이 많은 지성 피부는 얇고 가벼운 로션 타입이 효과적이다.

6. 건조한 부위나 번들거리는 부위가 공존하는 복합성 피부는 스프레이 타입이나 크림 타입이 적당하다.

03

바르는 것만큼
클렌징도 중요하다

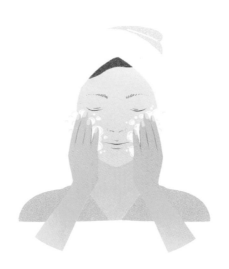

바르는 것만큼이나 중요한 게 클렌징이다. 피부 트러블은 자외선으로부터 생기기도 하지만 잘못된 클렌징 습관으로 생기기도 한다. 여드름을 가라앉히기 위해 사용한 자외선 차단제로 인해 오히려 여드름이 악화되는 경우도 많다. 클렌징에서 중요한 것은 SPF 지수라기보다 워터프루프 등의 성분이다. 이중 세안이 기본이지만 제품마다 밀착력이 다르기 때문에 자외선 차단제 전용 클렌징 제품을 사용해야 할 때도 있다.

자외선 차단제의 잔여물은 모공을 막아 여드름 같은 모낭염이나 알레르기성 접촉 피부염 등을 일으킬 수 있다. 대부분의 자외선 차단제는 지용성이라 물로는 깨끗하게 제거할 수 없다. 따라서 유분을 제거할 수 있는 클렌저를 이용하여 꼼꼼하게 세안해야 한다. 자외선 차단제 전용 클렌저가 없다면 클렌징 크림이나 오일을 이용해 모공에 존재하는 잔여물을 제거하는 1차 세안 후에 클렌징 폼으로 이중 세안하는 것이 좋다.

1) 피부 유형에 따른 클렌저의 선택

피부 유형에 따른 클렌저 선택 가이드

클렌저 역시 자신의 피부 유형에 따라 선택해야 한다. 건성 피부는 클렌징하면서 피부의 지질 성분이 함께 제거되지 않도록 주의해야 한다. 클렌징 이후 피부가 더 건조해질 수 있기 때문. 지성이나 여드름이 잘 생기는 피부는 클렌징 제품 선택에 더욱 신중해야 하며, 이중 세안을 하는 것이 좋다. 오일이나 크림의 유분은 세안 후에도 남기 때문에 모공을 막아 여드름 균(C. acnes)이 증식하기 쉽다. 따라서 클렌징 오일이나 크림으로 1차, 클렌징 폼으로 이중 세안을 마무리하자. 비누 세안이 좋다고 말하는 이들도 있으나 실제로는 그 반대다. 강력한 알칼리성 세제인 비누로 세안하는 것은 피부 장벽을 손상시키므로 민감성 피부를 만드는 지름길이다.

• 건성 피부

건조하고 피부 땅김이 심한 건성 피부는 클렌저의 선택이 매우 중요

하다. 알칼리성 세안제는 세안 후 뽀득한 느낌을 주
지만 피지와 각질층의 지질 성분을 과도하게 제거
해 피부를 더 건조하고 민감하게 만든다. 따라서
pH5.5 이하의 약산성이면서 지방산이 충분히 포
함된 클렌징 제품으로 세안하는 것이 좋다. 세안
후엔 보습 성분을 공급해야 한다. 클렌징 크림으로
피부를 부드럽게 마사지한 후에 클렌징 폼 또는 식물성 오
일 성분이 함유된 제품으로 이중 세안하도록 한다.

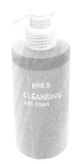

- 지성 피부

　자외선 차단제에는 일반적으로 유분 성분이 있는
데, 이 유분은 모공의 피지 분비를 억제해 여드름과
같은 문제를 일으킨다. 그러므로 지성 피부라면
유분이 없는 오일프리 제품을, 건성 피부라면 유
분을 함유한 제품을 선택해야 한다. 티타늄디옥
사이드(titanium dioxide)와 징크옥사이드(zinc oxide)로 이
루어진 무기 자외선 차단제는 기름지지 않고 매트해

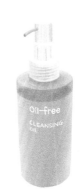

서 지성 피부에 적합하고 민감한 피부에도 거의 자극이 없다. 그러나 입자
가 굵은 제품은 백탁 현상이 두드러질 수 있고 큰 입자는 모공을 막을 수
있으므로 사용 후에 철저한 이중 세안으로 여드름을 예방해야 한다.
　입자가 작은 무기 자외선 차단제는 백탁 현상도 적고 발림성도 좋다.
여드름 피부는 징크옥사이드 성분이 염증을 완화시키는 효과도 있어 더
도움이 된다. 지성 피부가 자외선 차단제를 사용하고 제거할 때에는 클

렌징 크림을 이용해 1차 세안 후에 피지 제거 능력이 뛰어난 클렌징 폼을 사용하는 것이 좋다. 더불어 자외선에 의해 각질층이 손상되면 각질층의 두께가 두꺼워질 수 있으므로 일주일에 1~2회 필링젤을 이용해 각질을 제거하면 피부를 깨끗하게 유지할 수 있다.

2) 자외선 차단제 클렌징 순서

① 메이크업을 한 경우에 전용 리무버를 이용하여 포인트 메이크업을 제거하면 피부 자극을 감소시킨다. 아이 또는 립 전용 리무버를 화장솜에 묻혀 부드럽게 제거한다.

② 클렌징 제품을 이용해 마사지하듯이 피부 안쪽에서 바깥쪽으로 부드럽게 제거한다. 티슈로 가볍게 눌러 주거나 미지근한 물로 헹궈 낸다. 클렌징을 사용하기 전에 손바닥으로 충분히 비벼 주면 증가된 온도에 의해 자외선 차단제의 차단막을 용해시키므로 클렌징 효과를 높인다.

③ 폼 타입의 클렌저는 거품을 내어 얼굴 안쪽에서 바깥쪽으로 마사지하듯이 문질러 준다. 코 주변과 입 주위, 목선, 목까지 꼼꼼하게 클렌징해야 한다.

④ 포인트는 약산성 클렌저를 사용하는 것이다. 약산성 클렌저는 세정력이 다소 떨어질 수 있지만 피부장벽의 손상을 막는다. 클렌징은 10분을 넘기지 않도록 하고 유분을 잘 풀어 주는 미온수를 사용하는 것이 좋다.

3) 물에 강한 자외선 차단제라면 이중 세안은 필수!

워터프루프 타입의 자외선 차단제는 물에 강하기 때문에 간단한 세안으론 말끔히 지울 수 없다. 특히 징크옥사이드(zinc oxide), 티타늄디옥사이드(titanium dioxide) 등의 성분이 함유된 무기 자외선 차단제는 땀이나 물에 강하기 때문에 약한 클렌징 제품으론 제거하기 어렵다. 전용 클렌저로 제거하는 것이 좋은데, 만일 전용 클렌저를 구매하기 힘들면 메이크업 클렌저를 이용하여 꼼꼼하게 지우고, 클렌징 폼으로 다시 한 번 제거하라. 또는 클렌징 오일을 사용하는 것도 좋다. 오일 성분이 자외선 차단제를 부드럽게 녹이며 피부의 자극 없이 자외선 차단제 및 메이크업을 닦아 내기 때문이다. 이때 클렌징 오일을 패드에 묻혀 얼굴을 가볍게 닦아 낸 후 스팀 타월을 10~20초쯤 얼굴 위에 덮어 모공을 열어 주고, 두 번째 단계로 클렌징 폼 등을 사용하여 세안하면 된다.

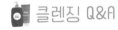

클렌징 Q&A

Q 물로 세수할 때 자외선 차단제는 왜 잘 안 지워지나요?

A 이유는 자외선 차단제에 들어 있는 오일 성분 때문이다. 자외선 차단제의 핵심 성분은 피부에 발랐을 때 장기간 효과를 유지할 수 있도록 입자에 오일 막을 입힌다. 이 오일 성분으로 인해 자외선 차단제는 물로 잘 지워지지 않는 것이다.

Q 잘 안 지우면 어떻게 되나요?

A 여드름이 악화되거나 피부 염증 등의 트러블이 계속될 수 있다. 자외선 차단제는 이중 세안을 통해 지워야 한다. 클렌징 크림이나 오일로 먼저 지운 후 클렌징 폼으로 세수해야 화학 성분이 말끔히 제거된다. 단, 24시간 이내에 지워야 한다.

자외선 차단제 사용 후 피부 관리

SPF 지수가 높으면 피부 트러블도 생길 수 있다. 그렇다고 무작정 SPF가 낮은 제품을 사용할 순 없는 노릇이다. 오히려 자외선 차단제 사용 후 이중 세안과 보습에 더 관심을 기울여야 한다.

• 1단계

자외선 차단제를 사용한 후에는 제품의 잔여물이 남아 있지 않도록 깨끗이 닦아내는 것이 중요하다. 대부분의 제품은 물에 쉽게 제거되지 않으므로 클렌징 크림과 클렌저로 이중 세안해야 한다. 자외선에 의해 손상된 피부는 각질 제거나 딥 클렌징 제품 등을 이용하여 노폐물을 제거해야 한다.

• 2단계

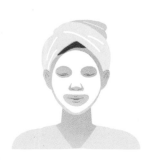

피부가 건조해지면 피부의 칙칙함이 증가한다. 따라서 건조한 피부에 수분을 충분하게 공급해 주어야 한다. 햇볕 노출 시에는 진정 마스크 팩을 하거나 보습 제품을 사용하여 수분 공급을 하라.

• 3단계

얼굴이 쉽게 그을리고 기미와 주근깨가 생기
는 사람은 비타민 C와 같은 항산화 식
품을 섭취하자. 평소에 과일과 채소를
많이 먹고, 항산화 성분이 함유된 마
스크 팩을 사용하라. 여름철 쉽게 구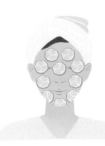
할 수 있는 오이를 이용한 천연 팩은 효
과도 좋고 저렴하다.

04

자외선 차단제,
과연 안전한가

1) 자외선 차단제의 부작용

자외선 차단제는 화학약품이기 때문에 부작용에 주의해야 한다. 아이들의 피부는 어른보다 훨씬 연약하고 외부 물질을 잘 흡수하므로 저자극성의 사용감이 좋은 제품을 선택해야 한다. 또한 광과민증, 여드름, 단순 포진, 아토피 피부염이 있으면 자외선에 민감할 수 있다. 그리고 경구용 피임약, 테트라사이클린 계통의 항생제, 일부 이뇨제 등도 광과민증을 유발할 수 있다. 따라서 약물을 복용하는 경우에는 자외선 노출을 피하라.

자외선 부작용 중에서도 자극 증상이 가장 흔하다. 알레르기성 접촉 피부염은 자외선 차단제의 PABA, 옥시벤존(oxybenzone)에 의해 유발된다. 그 외에 아보벤존(avobenzone), 파디메이트 O(padimate O) 등의 성분도 관여한다. 확진은 광첩포 검사, 유발 검사를 시행해야 한다. 그 외에 미용적인 문제(여드름 등)가 생길 수 있다. 호르몬 변화에 대한 문제도 논란이 있다. 파디메이트 O, 에칠헥실메톡시신나메이트는 유방암 세포주, 즉 MC7 세포의 증식을 촉진시킨다는 보고가 있다. 또한 에칠헥실메톡시신나메이트와 옥시벤존은 쥐의 자궁 무게를 증가시킨다는 결과가 제시되었다. 그러나 호르몬 양에는 변화가 없다는 결과도 보고되었다.

부작용	
주관적 자극 반응	접촉성 두드러기
자극성 접촉 피부염	알레르기성 접촉 피부염
광과민증	여드름 생성
면포 생성	모낭염
여드름의 악화	

2) 자외선 차단용 화장품의 안전성

정상적 경로로 유통되는 화장품은 일반 소비자에겐 심각한 부작용을 유발하진 않는다. 국소적인 이상반응이거나 개인 피부 특성에 따라 반응 정도의 차이가 있을 뿐이다. 화장품의 원료는 독성 시험에 의해 안전성이 입증되어야 하며, 시험 방법 등은 식품의약품안전청 고시에 기록된다. 안전성 평가를 위한 시험은 아래의 방법을 시행해야 한다.

단회 투여 독성 시험자료, 1차 피부 자극 시험자료, 안점막 자극 및 기타 점막 자극 시험자료, 피부 감작성 시험자료, 광독성 시험자료, 광감작성 시험자료, 인체 사용 시험(인체 누적 첩포시험) 자료, 기타(유전독성, 발암성 등)의 필요한 독성 시험자료를 근거로 자외선 차단제 및 자외선 차단 화장품의 안전성을 심사한다. 시험 항목의 종류 및 자세한 시험 방법은 '기능성 화장품 등의 심사에 관한 규정'에 명시되어 있다.

자외선으로 인해 피부가 따갑고 부풀어 오르거나 물집이 잡히는 경우, 광독성(phototoxicity)으로 분류한다. 그런데 자외선 차단제를 바르고 1~2주 정도 시간이 지나 발생하는 이상 증상은 광감작성(photosensitivity)으로 분류한다. 자외선에 약품이 반응하는 화학작용으로 생기는 문제다.

자외선 차단 제품을 사용한 후 얼굴이 붉어지거나 이상반응이 생기면 광독성이나 광감작성을 의심해야 한다. 국소반응은 물론 전신반응으로도 나타난다. 주로 항생제(테트라사이클린계), 진균제 등의 의약품을 복용하면 이런 반응이 나타날 수 있다. 독성 반응은 물질 자체의 이상 반응이라기보다 햇볕을 받아 일어나는 화학반응이다.

3) 부작용 발생 시, 바람직한 소비자의 태도

화장품으로 인한 인체 반응은 의약품에 비해 경미하다. 상당수는 사용자의 피부에 맞지 않거나 제품의 주의 사항을 무시할 때 생긴다. 대부분 사용을 중단하면 소실된다. 그런데 상당수의 소비자들은 피부에 이상이 생기면 제조사에 문제를 제기하기보다 자신의 피부 탓을 하는 경향이 있다. 피부에 반점이나 각질이 생기거나 여드름이 악화되고 피부가 탈색되어도 '특이 체질'이라며 그냥 넘어간다. 결과적으로 회사에 피해보상이나 소비자단체 등을 통해 문제 제기를 하지 않기 때문에 제조사 역시 그냥 넘어가는 경우가 많다.

하지만 화장품 제조업자나 수입자가 지켜야 하는 「의약품 등 안전성 정보 관리 규정」이라는 법이 있다. 소비자가 화장품으로 인해 이상 반응을 보였을 때 '화장품 이상 반응에 관한 보고서'를 제출해야 한다는 것이다(사용자, 화장품, 이상 반응 내용, 경과 및 조치, 참고 의견, 통보 기관 등). 소비자가 적극적으로 대응하지 않으면 개별보상으로 끝내고 안전성을 개선하지 않는 사례도 많다. 소비자들의 적극적인 신고와 보고가 필요한 이유다.

자외선 차단제 사용 시 주의점

자외선 차단 화장품은 제품의 유형에 따른 공통 사항 및 부작용을 표시하며, 자외선 차단 효과의 측정 방법을 기재해야 한다. 소비자는 구입 또는 사용하기 전에 포장 또는 설명서에 표시된 추가 사항을 읽고 사용하면 부작용을 감소시킬 수 있다.

주의점	
공통 사항	1. 화장품을 사용하여 아래의 이상이 발생하면 사용을 중지해야 한다. 계속 사용하면 증상을 악화시키므로 피부과 전문의와 상담해야 한다. 　• 사용 중에 붉은 반점, 부어오름, 가려움증, 자극 등의 이상이 있는 경우 　• 직사광선으로 위의 이상이 도포한 부위에 나타날 경우 2. 상처가 있는 부위, 습진 및 피부염 등의 이상이 있는 부위는 사용을 금지한다. 3. 보관 및 취급 상의 주의 사항 　• 사용 후에는 반드시 마개를 막을 것 　• 유·소아의 손이 닿지 않는 곳에 보관할 것 　• 고온~저온의 장소 및 직사광선이 닿는 곳에는 보관하지 말 것
추가 사항	1. 인체 시험에 의한 부작용을 의사가 보고한 사항을 참조해야 한다. 2. SPF 측정 방법을 표시해야 한다.

* 출처: 〈생활 속의 자외선〉, 장성재·최상숙·김영옥, 2002년, 화장품 신문. P47~52

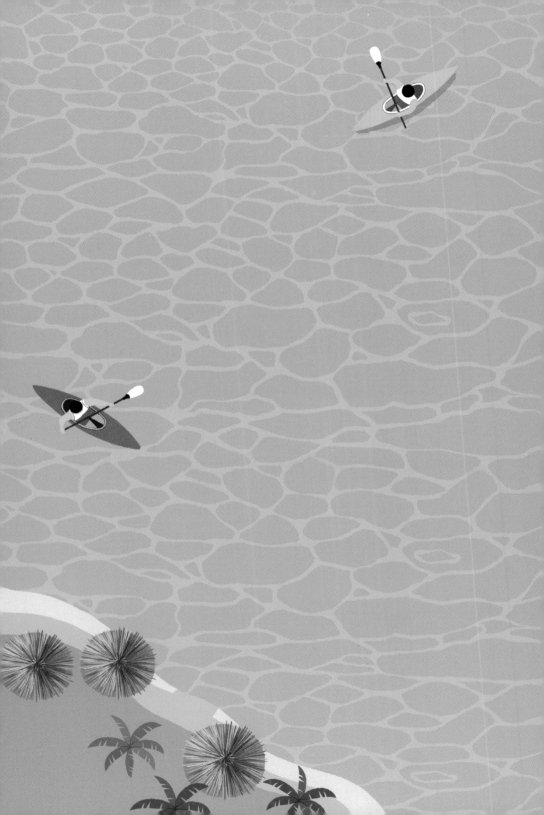

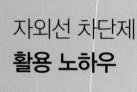

SECRET

E

자외선 차단제
활용 노하우

자외선 차단제를 사용한 후 피부 염증이 생겨 피부과에
방문하는 경우가 종종 있는데, 대부분 개봉 후 1년 이상 지난
자외선 차단제를 사용한 사람들이었다.

01

생활 속 자외선 차단
체크 리스트

1) 일상에서 활용 가능한 자외선 차단 팁

• 옷을 활용하라!

대부분의 옷은 자외선을 흡수하거나 반사한다. 두껍고 촘촘하게 짜여 있는 옷일수록 자외선 차단 효과는 커진다. 또한 흰색 옷보다 색상이 있는 옷이 자외선 차단 지수(SPF)를 4 이상 증가시킨다. 물론 직물이기에 짜임의 밀도와 재질, 성분에 따라 차이가 있다. SPF 4~10 정도의 자외선 차단제를 바르는 것과 유사한 효과가 있다. 특히 몸에 밀착되는 옷은 차단 효과가 떨어지는 반면에 루즈하게 입으면 살과 옷 사이의 공간이 생겨 차단 효과도 배가된다.

UPF (Ultraviolet Protection Factor)

자외선 차단 지수	자외선 차단 효과	자외선 차단율
15,20	차단 효과 있음	93.3% or 95.8%
25, 30, 35	우수한 차단 효과	95.9% to 97.4%
40, 45, 50, 50+	매우 우수한 차단 효과	〉97.5%

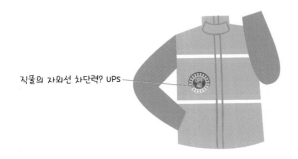

직물의 자외선 차단력? UPS

PLUS TIP

젖은 셔츠는 자외선 차단 효과가 있을까?

젖은 셔츠는 마른 셔츠에 비해 자외선 차단 효과가 30~40% 떨어진다. 따라서 물놀이나 땀으로 옷이 젖었다면 갈아입는 것이 좋다.

• 모자는 넓을수록 좋다

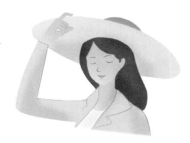

모자는 10cm 이상의 챙을 가진 것이 좋다. 특히 휴양지에서 사용할 모자를 고른다면 어깨 라인까지 가려지는지 반드시 체크해 볼 것.

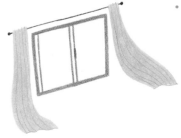

• 커튼까지 활용하라

자외선 B는 유리창으로 차단되지만 자외선 A와 가시광선은 커튼을 활용해 햇볕을 차단하는 방법을 추천한다.

자외선 차단 10계명

1. 오전 10시~오후 2시 사이 태양 노출을 조심할 것.
2. 모자, 검은 색깔의 긴 옷을 착용할 것.
3. 외출 20~30분 이전에 자외선 차단제 도포 및 2시간마다 덧발라 줄 것.
4. 모래나 눈, 물, 콘크리트 등의 반사광을 주의할 것.
5. 고지대에서 자외선 노출을 주의할 것.
6. 태닝은 금지!
7. 영유아의 경우 특히 태양 노출을 주의할 것.
8. 조기 교육을 통해 자외선 차단 방법을 숙지시킬 것.
9. 보호용 안경을 착용할 것.
10. SPF와 PA를 정확히 이해할 것.

2) 야외 스포츠를 위한 자외선 차단 가이드

주말이면 섭씨 34도를 웃도는 폭염에도 자전거 라이딩을 하는 이들이 있다. 매력에 빠진 고수들은 파주에서 출발해 대관령 옛 고개를 넘어

강릉 경포대를 왕복하는 코스를 이틀 안에 종료한다. 마라톤도 중독성이 강해 한번 빠지면 극한의 고통 뒤에 찾아오는 황홀함을 포기하지 못한다. 이처럼 준프로급 활동을 하는 생활체육인이 꽤 많다. 야외 운동을 즐기는 이들과 운동선수는 두말할 것도 없이 자외선에 더 치명적인 타격을 입는다. 특히 운동선수의 경우, 어린 시절부터 땀을 흘리며 자외선에 노출되어 전성기 시절에 도리어 피부암에 걸리는 사례도 드물지 않다. 이에 미국피부과학회는 운동선수에게 'SUN SMART' 예방 가이드 라인을 제시하고 있다.

미국 피부과학회의 'SUN SMART' 예방 가이드 라인

자외선 A와 B를 차단하는 자외선 차단 지수(SPF) 15 이상의 제품을 노출된 피부에 골고루 바른다. 흐린 날에도 2시간 간격으로 차단제를 바르고, 수영이나 땀이 난 후에는 재도포해야 한다.

- 긴소매나 긴바지, 창이 넓은 모자와 선글라스를 착용한다.
- 태양광은 오전 10시~오후 2시경에 가장 강하기 때문에 되도록 그늘에서 활동해야 한다.
- 물, 눈, 모래는 태양광을 반사하므로 자외선의 위험을 증가시킨다. 이러한 지역에서는 충분한 예방 대책을 세운다.
- 어린이도 자외선 차단제를 사용해야 한다.
- 비타민제를 비롯한 건강 보조식품이나 음식에서 비타민 D를 충분히 섭취한다. 햇볕에 의한 비타민 D 합성은 무시하라.
- 인공 태닝은 피한다. 햇볕이나 인공 태양에서 나오는 자외선은 피부암과 주름의 원인이 될 수 있다. 선탠을 하고 싶다면 태양 광선 없이 피부를 검게 만드는 셀프 태닝을 시행하라. 물론 자외선 차단제를 함께 사용한다.
- 전신의 피부를 점검하는 습관을 갖도록 한다. 피부에 어떤 변화가 나타나거나, 성장하는 흑갈색의 반점 또는 출혈이 동반되면 반드시 피부과를 방문해야 한다.

📝 일상 속 자외선 상식 퀴즈

Q 흐린 날은 자외선을 걱정하지 않아도 된다?

A 아니다. 자외선은 구름도 뚫는다. 피부에 영향을 미치기 때문에 조심해야 한다.

Q 봄볕 자외선은 가을볕 자외선보다 위험하다?

A 그렇다. 겨울 동안 자외선에 대한 방어력이 떨어진 피부는 자외선 지수가 갑자기 높아진 봄날에 더 큰 손상을 입는다. 비슷한 일조량의 가을보다 훨씬 주의해야 한다.

Q 자외선은 산보다 바다가 높다?

A 그렇진 않다. 보통 그늘 없는 바닷가가 더 위험하다고 생각하지만, 자외선은 고도가 높을수록 강하므로 높은 산일수록 자외선 지수가 높다.

Q 자외선은 무조건 건강에 좋지 않다?

A 아니다. 비타민 D 생성, 살균 작용 등 적정 시간 동안의 자외선 노출은 오히려 건강에 좋다.

Q 옷에도 자외선 차단 효과가 있나?

A 그렇다. 여름에는 헐렁한 옷을 입되 컬러가 있고 비치지 않는 면직이 좋다. 흰 티셔츠는 SPF 5~9 정도의 효과가 있고, 청바지는 SPF

1,000 정도의 자외선 차단 효과가 있다.

Q SPF 30 제품은 SPF 15보다 두 배 강력한가

A 우선 SPF는 차단 지속 효과, 즉 시간에 대한 개념이다. 피부에 도달하는 자외선량을 따진다면 2배의 효과가 있는 것이 맞다. SPF 15 제품의 경우 6.7%의 자외선이 도달할 때 SPF 30은 3.3% 도달한다. 하지만 필터 되는 자외선량을 기준으로 할 경우 SPF 15, 30, 50 제품의 차단 효과는 93.3~98.3%까지이다. 평균 3% 정도씩 증가하므로, SPF 30 제품이 SPF 15 제품보다 효과가 두 배 증가한다고 말할 순 없다.

Q SPF 50 제품을 한 번 바르는 것이 좋을까? SPF 30 제품을 2~3번 바르는 것이 좋을까?

A SPF 1이 약 10분의 차단력을 갖는다고 볼 때, SPF 50은 약 500분(8~9시간), SPF 30은 5시간 정도의 차단 효과를 보인다. 그런데 땀에 의해 자외선 차단제가 제거되거나 닦이는 경우가 많기 때문에 SPF 50을 한 번 바르는 것보다 SPF 30을 2~3번 바르는 것이 더 효과적이다.

Q SPF 차단 지수가 높으면 무조건 좋을까?

A SPF 지수는 높을수록 차단 효과가 강한 것이 아니라 차단 지속 시간이 연장된다. SPF 15와 SPF 30의 자외선 차단 정도는 3~4%밖에 차이 나지 않는다. 높은 차단 지수보다는 충분한 양을 자주 덧발라 주는 것이 더 좋다. 임신, 햇볕 알레르기, 항생제, 호르몬제를 복용하는 경

우에는 햇볕에 대한 저항력이 약하므로 차단 지수가 높은 제품을 써야 한다. 피부가 흰 사람일수록 차단 지수가 높은 제품을 선택하는 것이 좋다. 그러나 여드름이 있거나 민감한 피부는 SPF가 다소 낮더라도 자극이 없는 제품을 선택하는 것이 안전하다.

Q 비싼 제품은 효과가 좋은가?

A 그렇지 않다. 기본적으로 자외선 차단 원료는 저렴하다. 비싼 외국 브랜드라고 해서 차단 효과가 높은 건 아니다. 비싼 제품은 조금만 발라도 효능이 탁월하다는 말은 거짓말이다. 자외선 차단제는 적정량을 자주 도포하지 않으면 자외선 차단 효과를 기대할 수 없다!

Q 자외선 차단제가 피부를 건조하게 한다?

A 무기 자외선 차단제 성분은 건조하고 조이는 느낌을 준다. 하지만 이들은 피부에 자극을 일으키지 않는 순한 성분들이다. 지속적인 사용으로 건조증을 느낀다면 자외선 차단제를 바르기 전에 보습 크림을 충분히 바르자. 혹은 보습 성분이 많이 함유된 자외선 차단제를 사용하면 OK!

Q 화이트닝과 자외선 차단을 동시에?

A 기미나 잡티가 심한 사람은 미백 화장품을 열심히 바르지만, 이보다 중요한 것은 '자외선 차단제를 바르는 것'이라는 사실을 모르는 경우가 많다. 화이트닝 제품을 바르면 당장은 멜라닌 색소가 흐려져 호전되는 것처럼 보이지만, 이는 원인은 그대로 둔 채 현상에만 집착하는 행

동이다. 자외선에 노출되면 다시 멜라닌 색소가 창궐한다. 매일 자외선 차단제를 꼼꼼하게 발라야 새로운 잡티나 주근깨, 기미를 예방하고 심해지는 것도 막을 수 있다.

Q 유분기 많은 자외선 차단제, 스킨케어 단계를 생략해도 좋을까?

A 유기 자외선 차단제가 상대적으로 피부 자극이 많은 관계로 최근 무기 자외선 차단 성분을 혼합한 제품이 판매되고 있다. 무기 차단제엔 티타늄디옥사이드나 징크옥사이드와 같은 미네랄 성분이 있어 피부를 조이거나 건조하다고 느낄 수 있다. 따라서 지성 피부의 경우는 스킨케어 단계에서 크림을 생략하거나 유분이 적은 수분 크림을 바르고 자외선 차단제를 바르는 것이 좋다. 그 위에 자외선 차단제의 유분이 막을 형성하므로 여름철 또는 지성 피부는 산뜻한 수분 크림을 사용해야 한다. 세안 후, 스킨 → 로션 → 에센스 → (크림) → 자외선 차단제의 순서로 바르자.

Q 뾰루지가 났을 때는 자외선 차단제를 바르지 말아야 할까?

A 자외선은 여드름 같은 뾰루지를 악화시키며 색소침착이 남을 수 있다. 따라서 뾰루지가 있다고 해서 자외선 차단제를 피해서는 안 된다. 먼저 염증이 있는 곳에 진정 효과가 있는 스폿 제품을 바른 후에 자외선 차단제를 두드리듯 도포하라! 시간이 날 때마다 자외선 차단 성분이 함유된 파우더를 사용하여 자외선에 의한 색소침착을 예방해야 한다.

Q 햇볕에 민감한 피부 유형의 자외선 차단용 화장품을 사용하는 방법은?

A 황인종의 최소 홍반은 보통 자외선을 쬔 지 20분 정도에 나타나지만, 5~6분만 지나도 홍반이 생기는 사람도 있다. 이런 피부 유형은 외출 중에도 자주 재도포해야 한다. 정상 피부보다 높은 SPF 제품을 사용하고, 자외선이 강한 지역에선 SPF 40 이상인 제품을 사용하며 3~4시간마다 재도포해야 한다.

Q 자외선 차단제를 바르고 태닝을 하면 안전한가?

A 피부과 의사의 관점에서 볼 때 태닝은 피부에 백해무익하다. 선탠은 피부를 늙게 만드는 지름길이며 노화, 피부암의 주범이다. 미국피부과의사회에서는 매년 태닝에 의한 피부암의 발생을 경고하고 있다. 자외선 차단제를 바른 후 태닝을 한다면, 바르지 않은 것보다는 안전하지만 태닝 자체를 권하고 싶진 않다.

02

바람직한
자외선 차단제 사용기한

자외선 차단제를 사용한 후 피부 염증이 생겨 피부과에 방문하는 경우가 종종 있는데, 대부분 개봉 후 1년 이상 지난 자외선 차단제를 사용한 사람들이었다. 일반적으로 자외선 차단제의 유통기한은 2~3년이지만, 그것은 개봉하지 않았을 때의 이야기이다.

일단 개봉을 하고 나면 1년 이내에 사용해야 한다. 개봉 후 청결한 장소에 적절한 온도에서 보관하지 않으면 내용물이 변질되거나 심한 경우엔 세균이 번식할 수 있다. 혹시라도 제품을 바르고 난 후에 화끈거리면 즉시 닦아 내야 한다.

- 1년 이상 된 제품은 미련 없이 버려라!

1년이 경과한 자외선 차단제는 효과가 현저히 감소한다. 제품 특성상 고온에서 사용하는 경우가 많고 일단 한 번 개봉한 제품은 공기나 햇볕에 노출되어 보호 성분이 파괴되기 때문이다. 물과 오일 성분이 분리되거나, 고르게 발리지 않으면 변질된 상태이다. 따라서 개봉 후 1년이 지난 제품은 피부 건강을 위해 과감히 버려라!

03

자외선 차단 사각지대

1) 입술 역시 자외선에 취약하다

자외선 차단제를 얼굴에만 바르는 경향이 있는데, 사실 입술은 가장 쉽게 타격받는 부위다. 입술의 피부조직은 표피층이 얇고 민감할 뿐만 아니라 항상 노출되어 있다. 특히 멜라닌이나 피지선이 없기 때문에, 자외선에 노출되면 쉽게 화상을 입거나 피부조직이 손상된다. 입술은 피부의 재생 속도가 빠르기 때문에 자신의 입술이 손상되고 있다는 사실을 자각하지 못한다. 이러한 손상과 회복이 반복되면서 입술의 탄력은 감소하고 주름은 깊어져 노화가 촉진된다. 피부암의 4%가 입술 아래 부위에서 발병한다고 한다. 입 주위가 헐고 뾰루지가 생기기 시작한다. 종양이 발생하면 예후가 좋지 않은 부위도 입술이다. 자외선 차단제는 입술은 물론이고 귀, 목, 머리숱이 적은 두피에도 도포해야 한다.

여성의 경우 입술 관리보다는 예쁜 색상의 립글로스를 사용하는 경향이 있는데, 이는 입술을 망가뜨리는 원인이 된다. 미국의 베일러 대학 연구팀이 반짝거리는 립글로스나 립밤을 지속해서 사용한 이들을 대상으로 연구한 결과, 립글로스와 립밤을 바른 이들의 입술 건강이 그렇지 않은 사람들보다 더 나쁘다는 결과를 얻었다. 립글로스와 립밤의 반짝거리는 성분이 오히려 자외선을 끌어당기고 입술의 수분도 빼앗기 때문이다. 결국 지속적으로 자외선에 의해 파괴된 DNA가 변이세포를 남겨 피부암 발병 위험이 매우 증가했다.

그렇다면 어떤 방법이 가장 좋을까? SPF 30 이상의 자외선 차단제를 입술에 바른 후에 립글로스를 사용해야 한다. 특히 여름철에는 자외선 차단기능이 포함된 입술 보호제를 도포해야 한다. SPF 15 이상의 립밤을 이용하여 자외선을 차단하라. SPF는 자외선 B의 차단 지수를 뜻한다. SPF 15는 자외선의 15분의 1까지 차단한다는 의미이고, SPF 30은 자외선의 30분의 1까지 차단한다는 뜻이다. 따라서 SPF 뒤에 따라오는 숫자가 클수록 차단 효과 또한 좋다. 립스틱에 화학적 자외선 차단제 성분을 포함시킨 제품과 메이크업에 물리적 자외선 차단제를 포함한 제품을 이용하라.

입술이 자외선에 취약한 6가지 이유

1. 각질층이 다른 부위에 비해 매우 얇다.
2. 멜라닌 세포, 멜라닌이 적으므로 일광화상을 쉽게 입는다.
3. 피지선이 거의 없으며 타 부위에 비해 수분 소실이 많다.

4. PABA와 유도체에 대해 알레르기 반응이 더 잘 생긴다.

5. 타 부위에 비해 노화, 피부암이 더 잘 발생한다.

6. 얼굴, 팔, 다리는 자외선 차단제를 도포하지만 입술은 대수롭지 않게 생각한다.

2) 모발에도 자외선 차단이 필요할까

보통 나이 먹어 머릿결에 힘이 없어지고 얇아진다고 생각한다. 틀린 말은 아니지만 머릿결은 자외선에 의해 많이 손상된다. 햇볕에 많이 노출된 머리카락은 갈색으로 변하고 거칠어진다. 특히 해변의 햇살은 머릿결을 더 빨리 훼손한다. 머리카락을 자외선에 방치하거나 바닷물에 젖은 후에 잘못 관리하면 탈색이나 두피 염증과 같은 후유증에 시달릴 수 있다.

자외선에 노출된 머리카락은 푸석거리고 윤기를 잃게 된다. 강한 햇볕은 머리카락의 단백질과 멜라닌 색소를 파괴하므로 머리카락이 쉽게 끊어지는 원인이 된다. 물에 젖은 머리로 직사광선을 받으면 쉽게 손상되기 때문에 물에 들어가지 않고 쉴 때는 그늘을 찾아야 한다. 그래서 장시간 야외 활동을 하거나 물놀이를 즐길 때는 자외선 차단 성분이 함유된 헤어 제품을 반드시 사용해야 한다.

수영 후에는 꼼꼼하게 머리를 감아야 한다. 바다의 염분과 수영장의 소독제 성분이 머리카락의 단백질을 손상시키기 때문이다. 자외선에 의해 푸석해지고 갈라진 모발에는 린스보다 영양이 풍부한 트리트먼트 제품을 사용해야 한다. 머리카락이 자외선을 일차적으로 막지만 머리가 짧거나 숱이 적은 경우는 모발 사이로도 자외선이 통과한다. 챙이 넓은 모자나 두건, 양산을 이용하면 가장 효과적이다. 모자를 오래 쓰고 다니면 두피 질환이 생길 수 있으니, 통풍이 잘되는 밀짚이나 대나무 소재를 선택하라.

• UV 필터 기능의 에센스를 마른 모발에 바르기

모발용 자외선 차단제 역시 외출하기 30분 전에 도포하라. 도포 후 바로 햇볕을 받으면 제품이 증발한다. 반대로 차단제가 마르면 모발 겉면에 견고한 자외선 차단 코팅막을 만든다. 자외선 차단제는 시간이 지나면 효력이 저하된다. 모발용 자외선 차단제도 지속력이 2~3시간이기에 수시로 덧바르거나 덧뿌려야 한다. 해변에서는 바닷물에 들어가면 모발 겉의 코팅막이 물에 의해 제거되므로 젖은 부분은 다시 발라야 한다. 미끈거리는 느낌이 싫다면 가볍고 산뜻한 미스트 타입을 선택하라.

• 자외선에 의한 모발 손상

UVA나 가시광선은 화학결합을 파괴할 정도는 아니어서 모발에 손상을 주지 않는다. 그러나 UVB는 모발 단백질에 흡수되어 모발을 손상시킨다. 모발 표피층이 손상되면 모발이 거칠어지고 윤기도 사라진다. 심지어 모발 표피층이 들뜨고 군데군데 솟아 나오기도 한다. 모발의 뿌리를 지탱하고 영양을 공급하는 케라틴 성분을 자외선이 끊어 놓는 것이다. 자외선을 쬔 모발에서 타는 듯한 냄새가 나는 것은 이때 발생하는 산화황 냄새다. 자외선은 모표피층 사이에 틈을 만들며 모피질층의 멜라닌 입자도 점차 파괴되어 작아진다. 파괴된 멜라닌 입자는 색소침착을 일으키는데, 이게 기미와 주근깨다.

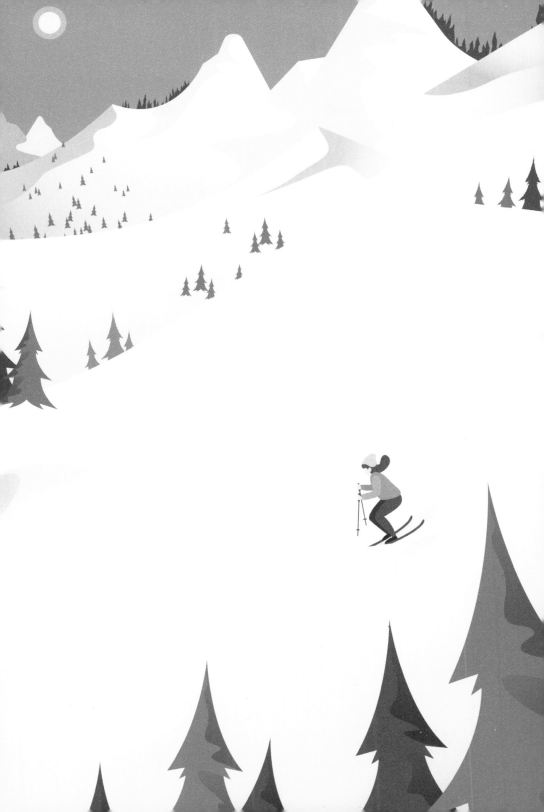

특별
부록

식물에서 추출한 항산화 성분

식물에서 추출한 항산화제

자외선과 염증, 흡연으로 발생한 활성산소(reactive oxygen species)는 염증 세포의 침윤 및 엘라스틴, 교원질의 생성을 억제하므로 광노화와 더 나아가 피부 종양까지 유발한다. 이러한 활성산소는 다양한 항산화제에 의해 제거될 수 있다. 음식물을 통해 얻어지는 '항산화 성분'은 광노화, 피부암을 일부 예방할 수 있으니 메모해 두자.

- 카로테로이드(carotenoid) 황색 또는 홍색의 색소 물질. 당근의 색에서 유래했으며 1일 20㎎을 10주 복용하면 광보호 효과가 있다.

- 폴리페놀(polyphenol) 녹차, 커피, 코코아 등에서 추출.

- 피크노제놀(pycnogenol) 프랑스 남부 지방의 해송에서 추출.

- 실리마린(silymarin) 엉겅퀴 등에서 추출.

- 레스베라트롤(resveratrol) 적포도주, 과일 너트, 포도 껍질 등에서 추출.

- 프로안토시아닌(proanthocyanidin) 포도씨에서 추출.

- 석류(pomegranate) punica granatum.

- Polypodium leucotomos 미역, 고사리 류에서 추출.

- Prunella vulgaris, Gojiberry 구기자에서 추출.

- Quercetin, Isoflavone, Genistein 콩에서 추출.

이 밖에도 Broccoli sprout extract, N-3 Polyunsaturated fatty acid, Probiotics 등이 있다.

carotenoid	polyphenol	resveratrol	silymarin	polypodium leucotomos
isoflavone	green tea	pomegranate	goji berry	broccoli sprout extract

- 토코페롤(tocopherol) 비타민 C와 함께 복용하면 MED를 증가시키며 산화방지제(antioxidant)의 사슬(chain)을 파괴한다.
- 코엔자임 Q10(coenzyme Q10) lipid peroxidation을 억제하며, 내인성 비타민 E를 재생(regeneration)시킨다.
- 비타민 C(ascorbic acid) 비타민 E와 함께 상승효과에 의해 MED 증가, 표피 지질의 정상화, 교물질(I, II)의 전사(transcription)를 조절한다.
- 나이아신아마이드(niacinamide, 비타민 B3의 amide 형태) 피부 장벽 강화, 염증성 사이 토카인 억제, 자외선에 의한 면역 억제를 방지, 비용이 적게 들고 안전하다.
- 다중불포화 오메가-3 지방산(omega-3-polyunsaturated fatty acid, PUFA) 기름기가 많은 생선(Oily fish), 기름을 짤 수 있는 씨앗 작물(Oil seed crops)에 존재하며, 항염증과 항산화 기능이 있다.
- 프로바이오틱스(유산균) 락토바실러스존소니(probiotic lactobacillus johnsonil)
- 알파-멜라노사이트 자극 호르몬(α-MSH analogue, scenesse®, afamelanotide) 피하 도구에 주입하면 표피의 멜라닌 축적을 연상시키며 일광 두드러기를 억제한다.
- 폴리페놀계 플라보노이드(polyphenolic flavonoid) 대부분의 식물에 의해 항산화 기능, 항염증, 면역 조절, 항산화 기능이 있으며, DNA 손상을 회복시킨다.
  - 녹차(green tea)는 에피갈로카데킨갈레이트(EGCG, epigallocatechin gallate)를 함유한다.

- 코코아 (polyphenol), 실리마린 (silybin), 포도껍질 (resveratrol), 포도씨 (proanthocyanidins), 석류, 피크노제놀 (pycnogenol), 쿼세틴 (quercetin)
- 이소플라본 (isoflavone)은 폴리페놀계 (polyphenolic) 구조를 가지며 에 스트로겐과 비슷한 구조와 활성을 나타내며 식물성 에스트로겐 (phytoestrogen)이라고도 알려져 있음.
- 제니스테인 (genistein)은 이소플라본 (isoflavone)이 풍부하며 콩에 존재 함. 항염증, 항산화제, 광노화와 광발암을 억제함.

02

자외선 차단 기능을
강화하는 보충제

· 활성 물질

사람의 DNA에 자외선을 쬐면 DNA를 구성하는 골격이 뒤틀어지고 DNA 염기가 정상적인 쌍을 이루지 못해 복제를 못 하게 된다. 이런 세포 변이를 막기 위해 항산화 물질을 사용하는데, 주로 비타민 C, 비타민 E, 피크노제놀(pycnogenol), 페룰릭애씨드(ferulic acid)이다. 이 물질들은 자외선으로부터 피부를 보호하고 세포 변이도 막는다.

이외에도 다양한 활성 물질이 화장품에 사용된다. 비타민과 폴리페놀 등의 항산화제이다. 항산화 비타민으로는 수용성 비타민 C, 지용성 비타민 E가 대표적이며, 식물에서 추출한 폴리페놀류(polyphenols), 즉 플라보노이드(flavonoids)나 프로시아니딘(procyanidins)도 많이 사용되고 있다. 최근에는 해송에서 추출한 피크노제놀(pycnogenol), 녹차 추출물인 EGCG, 포도 추출물인 레스베라트롤(resveratrol)과 같은 폴리페놀(polyphenol)이나 카로테노이드(carotenoid), 플라보노이드(flavonoid), 페룰릭애씨드(ferulic acid), 카페익산(caffeic acid) 등의 사용이 증가하고 있다. 그 외 삼투압제(osmolytes: taurine13, ectoine14), DNA repair enzymes 7,8(photolyase, T4 endonuclease V)이 자외선 차단용 화장품의 성분으로 이용되고 있다.

• 광분해 억제제

앞서 언급한 것처럼 화학적 반응으로 자외선을 흡수·중화하는 유기 차단제는 시간이 지나면서 그 효과가 감소한다. 이 때문에 연구자들은 유기 차단제가 광분해되는 시간을 늦추고 안정화하는 공법을 개발했다. 철환제(iron chelator), 비타민 C, E와 같은 활성 물질을 첨가하면 효과적이다. Parsol 1789의 광분해를 감소시키는 Mexoryil SX와 같은 새로운 성분을 첨가하는 공법도 등장하였다.

03

국가별
자외선 차단제 표기법

국가별 자외선 차단제 성분

미국과 캐나다는 자외선 차단제를 약품으로 규정한다. EU, 뉴질랜드, 중국, 일본, 인도 등은 화장품, 한국은 기능성 화장품으로 분류하고 있다. 국내에서 허가받은 차단제의 성분은 28종류이지만, 미국 FDA는 16가지만 인정한다. 1999년 이후에 추가된 성분은 없다.

한국에서 허가받은 차단제 성분이 미국보다 많은 이유는 우선 승인이 비교적 수월하고 미국에선 부작용 우려로 사용 중지된 성분을 아직도 허가하고 있기 때문이다. 글리세릴 파바(glyceryl PABA), 디갈로일트리올리에이트(digalloyltrioleate)가 바로 그것이다.

[국가별 자외선 차단제 표기법]

국가\사항	한국	일본	중국	EU	아세안
관련 기관	식약청	후생성	SFDA	유럽 집행위원회 (EU Commission)	ASEAN Cosmetic Association
분류	기능성 화장품	화장품	특수용도 화장품	화장품	화장품
UVB 시험방법	식약청 고시 일본(JCIA) 미국(FDA) 유럽(Colipa) 호주/뉴질랜드 (AS/NZS)	ISO24444 (일본 자체 규정)	중국(SFDA) 미국(FDA)	International sun protection factor test method	규정 없음
UVA 시험방법	식약청 고시 일본(JCIA)	ISO24444 (일본 자체 규정)	일본(JCIA)	Persistent-pigment darkening method & Critical wavelength testing method	규정 없음
표기법	SPF PA 내수성은 식약청 고시, 미국(FDA) 규정	SPF PA (PA++++신설 예정)	SPF PA	SPF UVA로고 및 4단계 분류	규정 없음 (EU와 동일)

04

자외선 차단 성분
백과사전

	자외선 차단 파장대
1. 화학적 제제(Organic UV Absorbers)	

— Para−aminobenzoic acid

(관용명: PABA, INCI: PABA, 한글명: 파라아미노벤조익애씨드)

260~315

(λmax: 283 ㎚; UVB Absorbers)

• Glyceryl aminobenzoate

(관용명: Padimate−A, INCI: Pentyl Dimethyl PABA(국내 비허가 성분), 한글명: 없음)

260~315

(λmax: 297 ㎚, UVB Absorbers)

• Amyl para−dimethylamino benzoate(Padimate−A)

(관용명: Glyceryl PABA, INCI: Glyceryl PABA, 한글명: 없음)

290~315

• 2−Ethylhexyl−o−dimethylamino benzoate

(관용명: Padimate−O, INCI: ETHYLHEXYL DIMETHYL PABA, 한글명: 에칠헥실 디메칠파바)

290~315

(λmax: 311 ㎚, UVB Absorbers)

— Benzophenones

• BENZOPHENONE−3

(관용명: Oxybenzone, INCI: BENZOPHENONE−3,

한글명: 벤조페논−3)

260~380

(λmax: 286, 324 ㎚, UVA Absorbers)

• BENZOPHENONE-8 (관용명: Dioxybenzone, INCI: BENZOPHENONE-8, 한글명: 벤조페논-8)	270~350 (λmax: 284, 327 nm, UVA Absorbers)
• BENZOPHENONE-4 (관용명: Sulisobenzone, INCI: BENZOPHENONE-4, 한글명: 벤조페논-4)	270~360 (λmax: 286, 324 nm, UVA Absorbers)
− Cinnamate • 2-Ethoxyethyl 4-methoxycinnamate (관용명: CINOXATE, INCI: CINOXATE, 한글명: 시녹세이트)	270~328 (λmax: 308 nm, UVB Absorbers)
• Diethanolamine-p-methoxycinnamate (관용명: DEA METHOXYCINNAMATE, INCI: DEA METHOXYCINNAMATE, 한글 명: 없음)	280~310 (λmax: 290 nm, UVB Absorbers)
• Ethylhexyl-p-methoxycinnamate (관용명: OCTINOXATE, INCI: ETHYLHEXYL METHOXYCINNAMATE, 한글명: 에 칠헥실메톡시신나메이트)	290~380 (λmax: 311 nm, UVB Absorbers)
− Salicylates • 2-Ethlhexyl salicylate (관용명: OCTISALATE, INCI: ETHYLHEXYL SALICYLATE, 한글명: 에칠헥실살리 실레이트)	250~320 (λmax: 305 nm, UVB Absorbers)
• Triethanolamine salicylate (관용명: TEA-SALICYLATE, INCI: TEA-SALICYLATE, 한글명: 티이에이-살리 실레이트)	260~320 (λmax: 298 nm, UVB Absorbers)
• Homosalicylate (관용명: HOMOSALATE, INCI: HOMOSALATE, 한글명: 호모살레이트)	290~315 (λmax: 306 nm, UVB Absorbers)

2. 물리적 제제 (Inorganic UV Absorbers)

• Titanium dioxide (관용명: TiO2, INCI : TITANIUM DIOXIDE, 한글명: 티타늄디옥사이드) • Zinc oxide (관용명: ZnO, INCI : ZINC OXIDE, 한글명: 징크옥사이드) • Kaolin (카올린), Talc (탤크), Iron oxide (적/황/흑-색 산화철) 등	BROAD SPECTRUM

* 화학적 자외선 차단제의 경우, 제형의 용매와 극성도에 따라 차단제 성분의 전자 배열 변화로 전체 흡광도 및 최대 흡광 파장(λmax)의 변화(Shift)가 나타나며, 흡광 능력 또한 영향을 미친다.

참고문헌

- 김상태. 기능성 화장품의 피부과학적 적용—일광차단제. 대한코스메틱피부과학회지 2004:1:28
- 박윤기 등. 광의학. 피부과학 제5판, 여문각. 2008:133
- 성경제: 대한피부과의사학회지
- 임숙희. 자외선 차단제에 대한 이해와 사용법. Dermatology Today 2012:2:17
- 장성제 등. 생활속의 자외선, 화장품 신문사. 2002
- Abulla FR. Tanning and Skin Cancer. Ped Dermatol 2005:22:501
- Agin PP. Water resistance and extended wear sunscreens. Dermatol Clin 2006:24:75
- Antony RY, et al. Acute and chronic effects of ultraviolet radiation on skin. Fitzpatrick's dermatology in general medicine, 7th ed. McGraw-Hills. 2008:809
- Autier P, et al. Quantity of sunscreen used by European students. Br J Dermatol 2001:144:288
- Bandura A. Health promotion by social cognitive means. Health Educ Behav 2004:31:143
- Baranowski T, et al. How individuals, environments, and health behavior interact: social cognitive theory. Health Behavior and Health Education, 3rd ed. 2002:165
- Barr J. Spray-on sunscreens need a good rub. J Dermatol 2004:52:180
- Bech-Thomsen N. Aspects of exposure to UVA tanning sources. Carcinogenic effect in mice and melanogenic effect in man and mice. Dan Med Bull 1997:44:242
- Bimczok R, et al. Influence of applied quantity of sunscreen products on the sun

protection factor – A Multicenter Study Organized by the DGK Task Force Sun Protection. Skin Pharmacol Physiol 2007:20:57

- Brussels, Guideline for evaluating sun product water resistance. The European Cosmetic Toiletry and Perfumery Association: 2005

- Buccheim R. Indoor tanning: unexpected danger. Consumer Reports 2005:30

- Bylaite M, et al. Photodermatoses: classification, evaluation and management. Br J Dermatol 2009:16:61

- Cokkinides V, et al. Trends in sunburns, sun protection practices, and attitudes toward sun exposure protection and tanning among US adolescents, 1998-2004. Pediatrics 2006:118:853

- Cokkinides VE, et al. Sun exposure and sun pretection behaviors and attitudes amoung U.S. youth, 11 to 18 years of age. Prev Med 2001:33:141

- Cokkinides VE, et al. Use of sunless tanning products among US adolescents aged 11 to 18 years. Arch Dermatol 2010:146:987

- De Leo V. Sunscreen us in photodermatoses. Dermatol Clin 2006:24:27

- Diffey BL, et al. Outdoor ultraviolet exposure of children and adolescents. Br J Dermatol 1996:134:1030

- Diffey BL, et al. The influence of sunscreen type on photo protection, Br J Dermatol 1997:137:103

- Diffey BL. When should sunscreen be reapplied? J Am Acad Dermaol 2001:45:882

- Draelos ZD. Compliance and sunscreens. Dermatol Clin 2006:24:101

- Draelos ZD. Sunscreen and hair photoprotection. Dermatol Clin 2006:24:81

- Draelos ZD. Sunscreens. Dermatol Clin 2006:24:1

- Eide MJ, et al. Public health challenges in sun protection. Dermatol Clin 2006:24:119

- Fleischer AB, et al. Tanning facility compliance with state and federal regulations in North Carolina: a poor performance. J Am Acad Dermatol 1993:28:212

- Geller AC, et al. Impact of skin cancer prevention on outdoor aquatics staff: The Pool Cool program in Hawaii and Massachusetss. Prev Mec 2001:33:155

- Geller AC, et al. Raising sun protection and early detection awareness among Florida high schoolers. Pediatr Dermatol 2005:22:112

- Glanz K, et al. Diffusion of an effective skin cancer prevention program: design, theoretical foundations, and first-year implementation. Health Psychol 2005:24:477

- Glanz K, et al. Factors associated with skin cancer prevention practices in a multiethnic population. Health Educ Behav 1999:26:344

- Glanz K, et al. Reducing ultraviolet radiation exposure among outdoor workers: state of the evidence and recommendations. Environ Health 2007:6:22

- Hall DM, et al. Lifeguard's sun protection habits and sunburns. Arch Dermatol 2009:145:139

- Hanneman KK. Ultraviolet immunosupression, Dermatol Clin 2006:24:19

- Hatch KL. Garments as solar UVR screening materials. Dermatol Clin 2006:24:85

- Hornung RL, et al. Tanning facility use: are we exceeding Food and Drug Administration limits? J Am Acad Dermatol 2003:49:655

- John LMH, et al. Cutaneous photobiology, Rook's textbook of dermatology, 8th ed. Wiley-Black well 2010:29

- Jones SE, et al. Sunscreen use among US high school students, 1999-2003. J Sch Health 2006:76:150

- Karagas MR, et al. Use of tanning devices and risk of basal cell and squamous cell skin cancers. J Natl Cancer Inst 2002:94:224

- Kraemer KH, et al. The role of sunlight and DNA repair in melanoma and nonmelanoma skin cancer. The xeroderma pigmentosum paradigm. Arch dermatol 1994:130:1018

- Krepke ML, et al. Pyrimidine dimmers in DNA initiate systemic immunosuppression in UV-irradiated mice. Porc Natl Acad Sci USA 1992:89:7516

- Lillquist PP, et al. A population-based survey of sun lamp and tanning parlor use in New York State, 1990. J Am Acad Dermatol 1994:31:510

- Lim HW, et al. Clinical guide to sunscreens and protection. Informa, NewYork, 1st ed. 2009

- Lim HW, et al. Photoprotection and sun protective agents. Fizpatrick's Dermatology in general medicine, 7th ed. MacGraw-Hill 2008:2137

- Liven Z, et al. Replication of damated DNA and molecular mechanism of UVR mutagenesis. Crit Rev Biochem Mol Biol 1993:28:465

- Loesch H, et al. Pitfalls in sunscreen application. Dermatol 1994:130:5665

- Lowe JB, et al. Sun-safe behavior among secondary school students in Australia. Health Educ Res 2000:15:271

- Lowe NJ. An overview of UVR, sunscreens and photo-induced dermatoses. Dermatol Clin 2006:24:9

- Mackie RM, et al. Incidence of and survival from malignant melanoma in Scotland: an epidemiological study. Lancet 2002:360:587

- Marrett LD, et al. Trends in the incidence of cutaneous malignant melanoma in New South Wales, 1983-1996. Int J Cancer 2001:92:457

- Matts PJ. Solar UVR: definition and terminology. Dermatol Clin 2006:24:1

- Mawn VB, et al. A survey of attitudes, beliefs, and behavior regarding tanning bed use, sunbathing, and sunscreen use. J Am Acad Dermatol 1993:29:959

- Mette B, et al. Sun protection factor persistence during a day with physical activity and bathing. Photodermatol Photoimmunol Photomed 2008:24:296

- Moloney JF, et al. Sunscreens safety, efficacy and appropriated use. Am J Clin Dermatol 2002:3:185

- Monfrecola G, et al. What do young people think about the dangers of sunbathing, skin cancer and sunbeds? A questionnaire survey among Italians. Photodermatol

PHotoimmunol Photomed 2000:16:15

- Moseley H, et al. A hazard assessment of artificial tanning units. Photodermatol Photoimmunol Photomed 1998:14:79

- Nash JF, et al. Ultraviolet A radiation: Testing and labeling for sunscreen products. Dermatol Clin 2006:24:63

- Nash JF. Human safety and efficacy of ultraviolet filters and sunscreen products. Dermatol Clin 2006:24:35

- Oliphant JA, et al. The use of commercial tanning facilities by suburban Minnesota adolescents. Am J Public Health 1994:84:476

- Osterwalder U, et al. Sun protection factores: worldwide confusion. Br J Dermatol 2009:161:13

- Pogoto SL, et al. The sunless study: A beach randomized trial of a skin cancer prevention intervention promoting sunless tanning. Arch Dermatol 2010:1460:979

- Pruim B, et al. Photobilogical aspects of sunscreen re-application. Australas J Dermatol 1999:40:14

- Rabe JH, et al. Photoaging: mechanisms and repair. J Am Acad Dermatol 2006:55:1

- Rhainds M, et al. A population-based survey on the use of artificial tanning devices in the Provence of Quebec, Canada. J Am Acd Dermatol 1999:40:572

- Rigel DS. Effects of altitude and latitude on ambient UVB radiation. J Am Acad Dermatol 1999:40:114

- Robinson JK, et al. Trends in sun exposure knowledge, attitudes and behaviors: 1986 to 1996. J Am Acd Dermatol 1997:37:179

- Sams WM. Sun-induced aging. Clinical and laboratory observation in man. Dermatol Clin 1986:4:509

- Saraiya M, et al. Interventions to prevent skin cancer by reducing exposure to ultraviolet radiation: a systematic review. Am J Prev Med 2004:27:422

· Saraiya M, et al. Sunburn prevalence among adults in the United States, 1999. Am J Prev Med. 2002:23:91

· Sayre RM, et al. Product application technique alters the sun protection factor. Photodermatol Photoimmunol Photomed 1991:8:222

· Schroeder P, et al. What is needed for a sunscreen to provide complete protection. Skin Therapy Lett 2010:15:4

· Stern RS. Clinical practice. Treatment of photoaging. New Engl J Med 2004:350:1526

· Swerdlow, et al. Do tanning lamps cause melanoma? J Am Acad Dermatol 1998:38:89

· Tanner PR. Sunscreen product formulation. Dermatol Clin 2006:24:53

· Weigmann HJ, et al. Determination of the protection efficacy and homogeneity of the distribution of sunscreens applied onto skin pre-treated with cosmetic products. Skin Res Technol 2001:First published online

· Whitmore SE, et al. Tanning salon exposure and molecular alterations. J Am Acad Dermatol 2001:44:775

· Whittaker S. Sun and Skin Cancer. Br J Hosp Med 1996:56:515

· Wikonkal NM, et al. UVR induced signature mutations in photocarcinogenesis. J Invest Dermatol 1999:4:6

· Woollons A, et al. Induction of mutagenic DNA damage in human fibroblasts after exposure to artificial tanning lamps. Br J Dermatol 1997:137:687

· Yaar M, et al. Aging of skin, Fitzpatrick's Dermatology in general medicine, 7th ed. MacGraw-Hill. 2008:963

· Youn JI. Effect of ultraviolet radiation on the skin. J Korean Asso Radiat Port 1995:20:181